中国科学院教材建设专家委员会规划教材

全国高等医药院校规划教材

医用化学实验

主　编　马丽英　付彩霞

副主编　黄玉玲　王　雷　赵红艳　胡　威　荣先国

编　委　（以姓氏笔画为序）

马丽英　王　雷　王晓艳　付彩霞　刘为忠

李　凤　李嘉霖　张怀斌　赵红艳　荣先国

胡　威　姜吉刚　高宗华　黄玉玲　董秀丽

魏光成

科学出版社

北　京

内 容 简 介

医用化学实验是医用化学的重要组成部分，为满足应用型创新型人才的培养要求，本书将传统的无机化学、分析化学、物理化学和有机化学实验融合为医用化学实验，选材上立足实用性和系统性，编排上由浅到深、由简单到综合，实验内容上贯穿一条主线：物质的制备合成、分离提纯和定性定量分析。教材注重化学知识在医学实践中的应用，不仅能使学生对医用化学知识技能有一个完整的认识，而且使学生在基本实验能力、综合应用能力和科研创新能力等方面得到充分的训练。全书分为七个部分：化学实验基础知识、原理与性质、物理常数测定及模型作业、定量分析技术、分离与提纯、物质的制备与合成、设计性实验。附录提供了一些常用数据资料，以供查阅。

本书适用于高等医药院校及综合性大学的临床医学、全科医学、医学影像学、麻醉学、预防医学、口腔医学、护理学、中医学、眼视光学等专业学生使用，亦可供相近专业的学生选用，并可供教师参考。

图书在版编目（CIP）数据

医用化学实验 / 马丽英，付彩霞主编，—北京：科学出版社，2015.8
中国科学院教材建设专家委员会规划教材 · 全国高等医药院校规划教材
ISBN 987-7-03-045348-8

Ⅰ. ①医… Ⅱ. ①马… ②付… Ⅲ.①医用化学-化学实验-医学院校-教材 Ⅳ. ①R313-33
中国版本图书馆 CIP 数据核字（2015）第 185964 号

责任编辑：胡治国　王　超 / 责任校对：彭　涛
责任印制：赵　博 / 封面设计：陈　敬

科学出版社 出版
北京东黄城根北街 16 号
邮政编码：100717
http://www.sciencep.com

三河市骏杰印刷有限公司 印刷
科学出版社发行　各地新华书店经销
*

2015 年 8 月第 一 版　开本：787×1092　1/16
2019 年 7 月第五次印刷　印张：8 1/2
字数：183 000
定价：26.00 元

（如有印装质量问题，我社负责调换）

前　言

　　医用化学实验是医用化学的重要组成部分，其任务不仅仅是培养学生掌握扎实的基础知识、规范的实验操作，更重要的是培养学生严谨求实的科学态度，提高学生的创新能力和科学思维能力。为满足应用型创新型人才的培养目标要求，我们将传统的无机化学、分析化学、物理化学和有机化学实验融合为医用化学实验，在选材上立足实用性和系统性，编排上由浅到深、由简单到综合，实验内容上贯穿一条主线：物质的制备合成、分离提纯及定性定量分析。教材注重化学知识在医学实践中的应用，不仅能使学生对化学知识技能有一个完整的认识，而且使学生在基本实验能力、综合应用能力和科研创新能力等方面得到系统的训练。

　　全书分为七个部分，第一部分：化学实验基础知识，包括常规仪器使用、化学实验基本操作、实验记录与数据处理等；第二部分：原理与性质，包括酸碱反应、沉淀反应、氧化还原反应和配位反应的基本规律以及生物体内常见物质的性质及鉴定；第三部分：物理常数测定及模型作业，包括摩尔质量、解离平衡常数、稳定常数、熔点、沸点、折射率、旋光度等；第四部分：定量分析，包括滴定分析和分光光度分析；第五部分：分离与提纯，包括蒸馏、升华、重结晶、萃取、色谱、电泳等分离技术；第六部分：物质的制备与合成；第七部分：设计性实验，选编了几个具有代表性且比较成熟的研究设计性实验。附录提供了一些常用数据资料，以供查阅。

　　参加本书编写工作的有滨州医学院马丽英、付彩霞、黄玉玲、王雷、赵红艳、胡威、王晓艳、刘为忠、张怀斌、李凤、李嘉霖、高宗华、姜吉刚、荣先国、董秀丽、魏光成。教材编写过程中参考和引用了兄弟院校的教材和正式出版的书刊中的部分内容，在此向有关作者和出版社表示感谢。

　　本书适用于高等医药院校临床医学、全科医学、医学影像学、麻醉学、预防医学、口腔医学、护理学、中医学、眼视光学等专业学生使用，也可用于其他相关专业的师生教学或科研工作参考。

　　限于编者水平，本书难免有不当之处，敬请专家、同行及使用本书的同学们提出宝贵意见，以便改进和完善。

马丽英

2015 年 5 月

目　录

第一部分 化学实验基础知识

一、化学实验常识

(一)化学实验的目的和要求

医用化学实验是化学教学的重要组成部分，通过实验教学，不仅使学生进一步理解医用化学的基本理论和基本原理，掌握本专业所需的基本化学操作技能，更重要的是培养学生综合分析问题和解决问题的能力，使学生在科学方法上得到初步的训练，养成认真仔细的科学态度和严谨求实的工作作风，进而培养学生独立进行科学实验的能力。

具体要求是：进一步理解和巩固化学反应的基本原理和各类物质的结构、性质及鉴别方法；熟悉摩尔质量、解离平衡常数、稳定常数、熔点、沸点、折光率、旋光度等常见物理常数的测定方法；了解基本的定量检测技术；掌握常压蒸馏、减压蒸馏、回流、过滤、重结晶、萃取、升华、色谱、电泳等分离技术；了解常见物质的合成制备、分离提取及鉴定方法。掌握常用滴定分析仪器如移液管、容量瓶、滴定管、锥形瓶的使用；学会电子天平、酸度计、分光光度计、电导率仪、旋光仪、折射仪等仪器的使用。在已具备基本实验技能的前提下，通过综合性、设计性实验全面了解药物制备的流程，掌握药物制备的相关实验原理和基本操作技术，为今后的学习和工作奠定基础。要达到上述目的，需要学生做到以下几点：

(1)实验前应认真预习实验内容，明确实验目的、原理、用途和注意事项，熟悉实验的操作过程，安排好实验计划及各项准备工作。

(2)进入实验室后，首先应检查仪器是否完好，使用时应小心谨慎，避免损坏。出现故障应及时报告。

(3)实验过程中，要严格按照实验规程进行操作，不能随意改变操作方法和试剂用量。

(4)实验中要认真操作，细心观察，如实准确地记录实验现象和实验数据。要勤于思考，善于发现和解决实验中出现的问题。

(5)实验室要保持安静和清洁。不得在实验室中大声喧哗和随意走动。实验时要做到整洁有序，桌面、抽屉、水槽、地面、仪器等要保持干净，火柴梗、废纸等杂物应及时放入垃圾桶中，绝不能丢入水槽，以免堵塞下水道。

(6)实验完成后，应将仪器洗涤干净，并按要求摆放整齐。课后要及时上交实验报告。

(7)实验同学要轮流值日。值日生的职责是整理仪器，打扫实验室，检查水、电、煤气，关好门窗等。

(二)化学实验室安全守则

化学实验需要使用各种试剂及仪器设备。不少试剂药品是易燃、易爆，或具有一定毒性的物质。不熟悉药品和仪器性能、违反操作规程和麻痹大意就可能发生中毒、火灾、爆炸、触电、割伤或仪器设备损坏等事故。为预防事故发生和正确处理危险事故，应熟悉实验室安全的基本知识。

(1)预习实验时，要了解所用仪器的性能和药品性质，对实验中可能出现的安全事故进行预测，制定出预防和处理事故的措施。

(2)实验开始前应检查仪器是否完好无损，安装是否稳妥，装置是否漏气等。在确保安全的情况下方可进行实验。

(3)实验进行时，不得擅自离开岗位，要注意观察实验的进行情况。

(4)当进行可能发生危险的实验时，要根据实验情况采取必要的安全措施，如戴防护眼镜、面罩或橡皮手套等。

(5)使用易燃、易爆药品时，应远离火源。

(6)实验试剂不得入口。严禁在实验室内吸烟或饮食，严禁把餐具带进实验室，更不能把实验器皿当作餐具。实验结束后要漱口、洗手。

(7)要熟悉灭火器材、砂箱以及急救药箱等的放置地点和使用方法，并妥善保存。安全用具和急救药箱不准移作它用。

(8)一旦发生事故，要及时报告指导教师，并在教师指导下进行妥善处理。

(三)事故的预防和处理

(1)玻璃割伤：化学实验室中最常见的外伤是由玻璃仪器破碎引发的。使用玻璃仪器时要轻拿轻放，不能对玻璃仪器的任何部位施加过度的压力。安装玻璃仪器时，最好用布片包裹；往玻璃管上连接橡皮管时，最好用水浸湿橡皮管的内口。发生割伤后，应先将伤口处的玻璃碎片取出，再用生理盐水将伤口洗净，轻伤可用创可贴处理，伤口较大时，用纱布包好伤口送医院治疗。割破血管，流血不止时，应先止血。具体方法是：在伤口上方 5～10cm 处用绷带扎紧或用双手掐住，尽快送医院救治。

(2)药品灼伤：药品灼伤是由于操作者的皮肤触及到腐蚀性化学试剂所致。这些试剂包括：强酸类，特别是氢氟酸及其盐类；强碱类，如碱金属的氢化物、氢氧化物等；氧化剂类，如浓的过氧化氢、过硫酸盐等；还有溴、钾、钠等某些单质。

为防止药品灼伤，取用危险药品时，必须带橡皮手套和防护眼镜。药品灼伤时，要根据药品性质及灼伤程度采取相应措施：被碱灼伤时，先用大量水冲洗，再用 1%～2%的乙酸或硼酸溶液冲洗，用水洗净后涂上烫伤膏；被酸灼伤时先用大量水冲洗，然后用1%～2%的碳酸氢钠溶液冲洗，最后涂上烫伤膏；被溴灼伤时应先用大量水冲洗，再用乙醇擦洗或用 2%的硫代硫酸钠溶液洗至灼伤处呈白色，然后涂上甘油或鱼肝油软膏；被金属钠灼伤时，先用乙醇擦洗，然后用水冲洗，最后涂上烫伤膏。

以上这些物质一旦溅入眼睛中，应先用大量水冲洗，并及时去医院治疗。

(3)防火防爆：实验室常见的易燃物品包括：苯、甲苯、甲醇、乙醇、石油醚、丙酮等易燃液体，钾、钠等易燃易爆性固体，硝酸铵、硝酸钾、高氯酸、过氧化钠、过氧化氢、过氧化二苯甲酰等强氧化剂，氢气、乙炔等可燃性气体等。某些化合物容易发生爆炸，如过氧化物、芳香族多硝基化合物等，在受热或受到碰撞时均易发生爆炸。含过氧化物的乙醚在蒸馏时也有爆炸的危险。乙醇和浓硝酸混合在一起，会引起极强烈的爆炸等。

为防止火灾和爆炸事故的发生，需要注意以下几点：热源附近严禁放置易燃物，严禁用一只酒精灯点燃另一只酒精灯，加热设备使用完毕后，必须立即关闭；不能用敞口容器加热和存放易燃、易挥发的试剂；倾倒或使用易燃试剂时，必须远离明火，最好在通风橱中进行；蒸发、蒸馏易燃液体时，不能使用明火直接加热，应根据沸点高低分别用水浴、砂浴或油浴等加热；在蒸发、蒸馏易燃液体过程中，要经常检查实验装置是否破损，是否堵塞，如发现破损或堵塞应停止加热，将危险排除后再继续实验；常压蒸馏不能形成密闭系统，减压蒸馏不能用平底烧瓶、锥形瓶、薄壁试管等不耐压容器作为接受瓶或反应器；反应过于猛烈时，应适当控制加料速度和反应温度，必要时采取冷却措施；易燃、易爆物若不慎外撒，必须迅速清扫干净，并注意室内通风换气；易燃、易爆废物，不得倒入废液缸和垃圾桶中，应回收统一处理。

实验室起火或爆炸时，要立即切断电源，打开窗户，移走易燃物，然后根据起火或爆炸原因及火势采取正确方法灭火。地面或实验台着火，若火势不大，可用湿抹布或砂土扑灭。反应器内着火，可用灭火毯或湿抹布盖住瓶口灭火。有机溶剂和油脂类物质着火，火势小时，可用湿抹布或砂土扑灭，或撒上干燥的碳酸氢钠粉末灭火，火势大时，必须用灭火器扑灭。衣服着火，切勿奔跑，应迅速脱衣，用水浇灭；若火势过猛，应就地卧倒打滚灭火，或迅速以大量水扑灭。一旦发生烧伤，应立即用冷水冲洗、浸泡或湿敷受伤部位。如伤势较轻，涂上苦味酸或烫伤软膏即可；如伤势较重，应立即送医院治疗。

(4)安全用电：使用电器时，应防止人体与金属导电部分直接接触，不能用湿手或手握湿的物体接触电源插头。实验后应先关闭仪器开关，再将电源插头拔下。实验中如发现麻手等漏电情况发生，应立即报告指导教师。

(5)预防中毒：化学实验所涉及的物质大部分具有毒性。Br_2、Cl_2、F_2、HBr、HCl、HF、SO_2、H_2S、$COCl_2$、NH_3、NO_2、PH_3、HCN、CO、O_3 和 BF_3 等均为有毒气体，具有窒息性或刺激性；强酸和强碱均会刺激皮肤，有腐蚀性，会造成化学烧伤；无机氰化物、As_2O_3 等砷化物、$HgCl_2$ 等可溶性汞化合物为剧毒性物质；大部分有机物如苯、甲醇、CS_2 等有机溶剂、芳香硝基化合物、苯酚、硫酸二甲酯、苯胺及其衍生物等均有较强的毒性。

为避免中毒，操作中注意以下事项：只要实验允许，应选用毒性较小的溶剂，如石油醚、丙酮、乙醚等。进行有毒物质实验时，要在通风橱内进行，并保持室内良好通风；鉴别气体气味时，可用手轻轻将少量气流扇向鼻孔，切勿直接俯嗅所产生的气体；使用强腐蚀性试剂时，如浓酸、浓碱，应谨慎操作，不要溅到衣服或皮肤上，取用这些试剂时应尽可能戴橡皮手套和防护眼镜，尽量避免手与有毒试剂直接接触；用移液管移取液体时，必须用洗耳球操作；实验操作的任何时候都不得将瓶口、试管口等对着人的脸部，以防由于气体、液体等冲出造成伤害；实验过程中如发现头晕、无力、呼吸困难等症状，应立刻离开实验室，必要时应到医院就诊。

二、常用玻璃仪器介绍

化学实验中常用的玻璃仪器分为普通玻璃仪器和标准磨口仪器。

(一) 普通玻璃仪器

常见的普通玻璃仪器有试管、烧杯、量筒等，如图 1-2-1 所示。

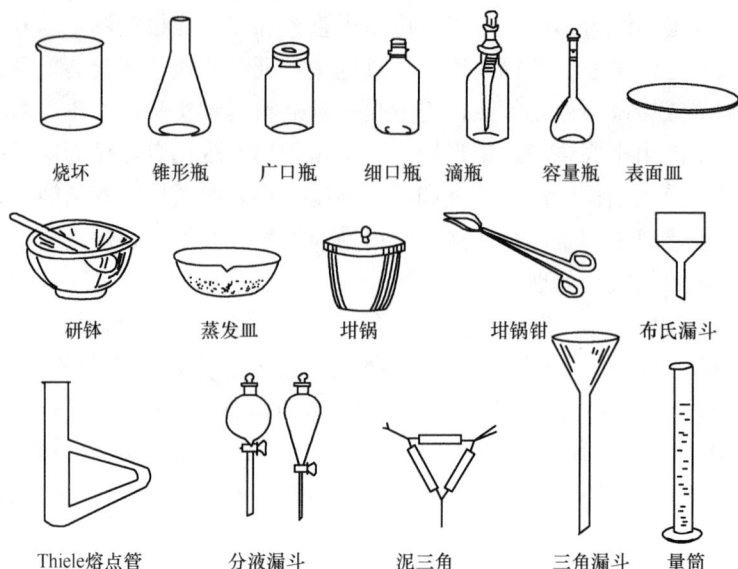

| 烧坏 | 锥形瓶 | 广口瓶 | 细口瓶 | 滴瓶 | 容量瓶 | 表面皿 |

| 研钵 | 蒸发皿 | 坩埚 | 坩埚钳 | 布氏漏斗 |

| Thiele熔点管 | 分液漏斗 | 泥三角 | 三角漏斗 | 量筒 |

图 1-2-1　常用普通玻璃仪器

(二) 标准磨口仪器

有机实验中通常使用标准磨口的组合玻璃仪器，统称磨口仪器。这种仪器具有标准化、通用化和系列化等特点。相同标号的仪器之间可以互相连接，不同标号的仪器之间可以借助于相应标号的磨口接头而连接。连接过程可免去配塞子和钻孔等手续，还可避免反应物或产物被塞子所沾污。装配容易，拆洗方便，操作简单，使工作效率大大提高。

标准磨口仪器中的标号是根据磨口的最大直径 (以 mm 为单位) 确定的，如 $\varnothing 19$、$\varnothing 14$ 等。化学实验中常用的标准磨口仪器，如图 1-2-2 所示。

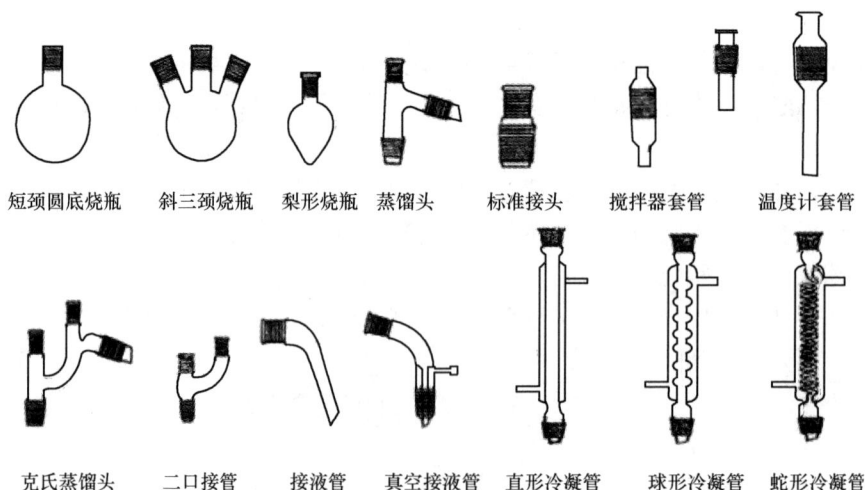

| 短颈圆底烧瓶 | 斜三颈烧瓶 | 梨形烧瓶 | 蒸馏头 | 标准接头 | 搅拌器套管 | 温度计套管 |

| 克氏蒸馏头 | 二口接管 | 接液管 | 真空接液管 | 直形冷凝管 | 球形冷凝管 | 蛇形冷凝管 |

图 1-2-2　常用标准磨口仪器

使用标准磨口仪器时应注意:

(1)为避免磨口漏气和粘连,应保持磨口处清洁。用后应立即拆卸洗净,散件存放。

(2)洗涤磨口时,避免使用含硬质磨料的去污粉擦洗,以免损坏磨口。

(3)常压下使用磨口仪器时,一般无需涂抹润滑剂。若反应物中有强碱,应在磨口处涂抹凡士林,以保护磨口不受腐蚀。在进行减压蒸馏时,应涂上真空油脂。从内磨口涂有润滑剂的仪器中倾出物料前,应先将磨口表面的润滑剂用有机溶剂擦拭干净,以免物料受到污染。

(4)磨口处所涂抹的油脂、凡士林等润滑剂未擦拭和洗涤干净时,不能用烘箱烘干,否则润滑剂会因烘烤变硬粘在磨口处而影响磨口质量。

(5)安装磨口仪器时注意相对角度,不能在角度有偏差时硬性装拆。应将磨口和磨塞轻轻地对旋连接,且不能用力过猛,不能使磨口连接处受到歪斜的应力,否则仪器易破裂。

三、常规仪器使用

(一)电子天平

电子天平具有使用寿命长、性能稳定、操作简便、灵敏度高等特点,还具有自动校正、自动去皮、超载指示、故障报警以及信号输出功能,且可与打印机、计算机联用等。现已取代机械天平广泛地应用于精密称量。

1. 结构原理 通用型电子天平(以奥豪斯仪器有限公司生产的通用型电子天平为例,如图 1-3-1 所示)主要有两种键:一种是 O/T 键,电子天平左右下方各一个,功能相同,既是开机键也是归零键;另一种是 Mode Off 键,在显示器的右侧,既是关机键又是选择键。天平使用方法如下:

2. 使用方法

(1)水平调节:电子天平后面有一个水准泡,旋转天平箱下面的两个调平基座,使水准泡位于液腔中央,否则称量不准确。

(2)预热:接通电源,预热 20~30min。

(3)开机:按 O/T 键,显示器亮,显示天平型号及软件版本号,然后显示称量模式 0.0000g。注意:若长时间按 O/T 键,屏幕则会显示 MENU,进入菜单。若误入菜单,则应按 Mode Off 键不放,直至显示屏上出现"8888…",立即松手,显示屏上出现 0.0000g,天平回到称量状态。

如需其他单位称量,在开机时则需按住 O/T 键不放,直到显示屏出现 MENU 后松开,显示 UNITS。按 O/T 键,出

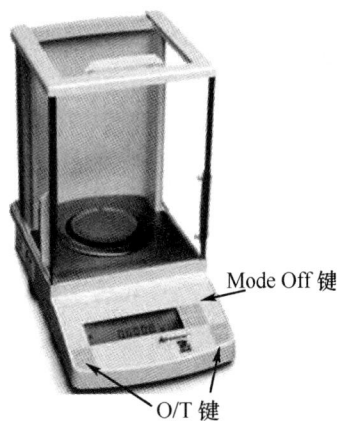

Mode Off 键

O/T 键

图 1-3-1 电子天平

现 On g,用 Mode Off 键选择该单位 ON 或 OFF。可以翻阅所有的测量单位并设置每个单位为 ON 或 OFF,直到 END 出现后结束,按 O/T 键保存。反复按 Mode Off 键直到 MENU END 出现,再按 O/T 键后,天平回到称量状态。

(4)称量:天平开机显示为零后,将被称物品置于称盘上,关上天平门,待显示稳定后,即可读出称量物的质量。

去皮称量：按 O/T 键清零，将准备盛放被称物品的容器置于称盘上，天平显示容器质量，再按 O/T 键，显示零，即去除皮重。将被称物品逐步加入容器中，这时显示的是被称量物品的净质量。

递减称量：递减称量又称减量法。称量易吸水、易氧化或易与 CO_2 等反应的试样时，可选择此法。第一步，从干燥器中取出称量瓶，称出称量瓶及试样的总质量。第二步，将称量瓶从天平箱内取出，在接收容器的上方倾斜瓶身，用称量瓶盖轻敲瓶口上部使试样慢慢落入接受器中，瓶盖始终不要离开接收器上方。当倾出的试样接近所需量时，一边继续用瓶盖轻敲瓶口，一边逐渐将瓶身竖直，使黏附在瓶口上的试样落回称量瓶，然后盖好瓶盖，准确称其质量。两次质量之差，即为试样的质量。

(5) 关机：称量结束后，按住 Mode Off 键直到显示屏出现 OFF 后松开。若长期不用应切断电源，拔下电源插头。

3. 注意事项

(1) 不能称量超过天平称量范围的物体，也不能用手按压称盘。

(2) 易挥发或具有腐蚀性的物品不能与秤盘直接接触，要盛放在容器中称量。

(3) 读数时，应将天平门关闭，以防读数受气流影响发生波动。

(4) 被称量的物品不能用手直接接触，以免引起称量误差。

(二) 酸度计

酸度计主要用来精密测量溶液的 pH，配上相应的离子选择型电极也可以测量相应离子的浓度，它广泛应用于工业、农业、科研、环保等领域。

1. 结构原理 酸度计的主体是精密的电位计。测定时把复合电极(由指示电极和参比电极组合而成)插在被测溶液中，由于被测溶液的酸度(氢离子浓度)不同而产生不同的电动势，电动势通过直流放大器放大，最后由读数指示器(电压表)指示被测溶液的pH。酸度计的 pH 范围为 0～14。

复合电极由玻璃电极和参比电极组成。玻璃电极的电位随溶液 pH 不同而改变，而参比电极的电位与溶液 pH 无关，两者进入溶液组成原电池，原电池的电动势与溶液 pH 的关系为

$$E = K_E + \frac{2.303RT}{F}pH$$

其中，K_E 是与电极有关的常数，其数值可用已知 pH 的标准缓冲溶液进行确定，这一步称为定位。理论上，上式中斜率系数为 $2.303RT/F$，但实际斜率与理论斜率常存在细微差别，因此精密测量时还需要确定实际斜率，这就需要两个标准缓冲溶液，这就是双点定位。

酸度计有台式、便携式、表型式等多种，读数指示器有数字式和指针式两种。图 1-3-2 为 pHS-3C 型数字酸度计，其使用方法如下：

2. 使用方法

(1) 开机：打开仪器后方的电源开关，预热 30min。工作选择调至 pH 档，斜率旋钮调至 100%位置(按顺时针方向调到不能转动为止)，温度旋钮调至被测溶液的温度。

(2)定位：以一种与被测溶液 pH 相近的标准缓冲溶液做定位溶液。复合电极接入仪器，将电极洗净拭干后放入标准缓冲溶液中，轻轻摇动烧杯，使溶液混匀，静置，读数稳定后，调节定位旋钮至仪器显示标准缓冲溶液的 pH。

测量精度要求较高时，需要采用双点定位法。即选择两种标准缓冲溶液做定位溶液。这要求被测溶液的 pH 介于两种标准缓冲溶液的 pH 之间，或接近两溶液的 pH。斜率补偿旋钮顺时针旋到底，先将电极插入第一种标准缓冲溶液中，读数稳定后，调定位旋钮至仪器显示第一种标准缓冲溶液的 pH；清洗电极，用滤纸吸干，

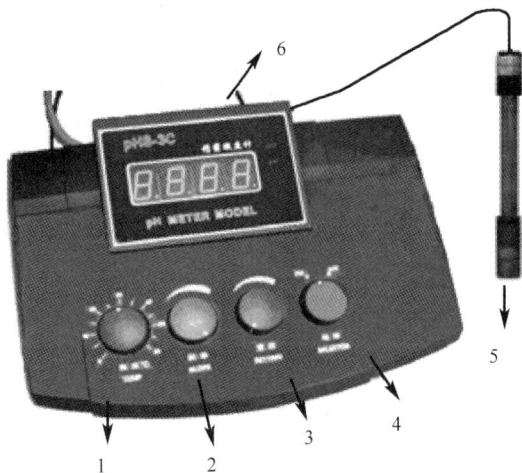

图 1-3-2 pHS-3C 型酸度计

1. 温度补偿；2. 斜率补偿；3. 定位旋钮；4. 选择旋钮；5. 复合电极；6. 显示屏

放入第二种标准缓冲溶液中，待读数稳定后，调节斜率补偿旋钮至仪器显示第二种标准缓冲溶液的 pH。

(3)测量：经过定位的仪器，即可用来测定样品的 pH。这时温度调节旋钮、定位旋钮、斜率调节旋钮都不能再动。清洗电极后放入盛有被测样品的烧杯内，轻轻摇动烧杯，静置，待读数稳定后，读取被测样品的 pH。

3. 注意事项

(1)复合电极的主要传感部分是电极的球泡，球泡极薄，千万不能跟硬物接触，以防损坏电极。测量完毕，套上保护帽，帽内放少量补充液(氯化钾溶液)，保持电极球泡湿润。

(2)将电极从一种溶液移入另一溶液之前，清洗电极，以防改变被测溶液酸度。

(三)分光光度计

723 型分光光度计能在可见光谱区内对样品做定性和定量分析，其灵敏度、准确性和选择性都较高，因而在教学、科研和生产上得到广泛使用。

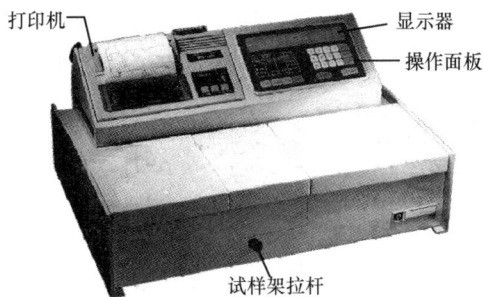

图 1-3-3 723 分光光度计外部结构图

1. 结构原理 723 型分光光度计由光源室、单色器、试样室、光电管暗盒、电子系统及数字显示器等部件组成。光源为钨卤素灯，波长范围为 330～800nm。单色器中的色散元件为光栅，可获得一定波长的单色光。其外部结构，如图 1-3-3 所示。

2. 使用方法

(1)开机自检：打开试样室，检查比色皿架上无比色皿后，打开电源开关及打印机开关。仪器开始自检，显示窗口依次显示 723C→330→820→500，自检结束。

(2)扫描吸收光谱

1)设置起始波长：$\boxed{\text{Go To}}$ 键+ $\boxed{330}$+ $\boxed{\text{enter}}$ 键(等待显示数字返回到 330nm)；

2)设置扫描方式：$\boxed{\text{mode}}$ 键+ $\boxed{1}$+ $\boxed{\text{enter}}$ 键→scan 灯亮；

3)将某标准样品置入比色皿架，对准光路，按 $\boxed{\text{Start/stop}}$ 键，仪器自动扫描后打出吸光度 A 对波长 λ 的光谱图(波长 330～800nm，约需 1min)。

(3)找出最大吸收波长：根据打印出的吸收光谱图找出物质的最大吸收波长 λ_{max}。

(4)标准曲线的制作

1)设定 λ_{max}：$\boxed{\text{Go to}}$ 键+ λ_{max} 数值+ $\boxed{\text{enter}}$ 键；

2)设定工作方式：$\boxed{\text{mode}}$ 键+ $\boxed{2}$ + $\boxed{\text{enter}}$ 键→DATA 灯亮；

3)将参比液置入光路，按 $\boxed{\text{ABS/100\%T}}$ 调零，显示 0.000；

4)将标准样品依次置入光路，显示的数据即为标准溶液的吸光度。

根据标准溶液浓度及吸光度制作标准曲线。

(5)待测液吸光度的测定：将待测溶液置入光路，显示的数据即为待测溶液的吸光度。根据标准曲线得到待测溶液的浓度。

3. 注意事项

(1)大幅度改变测试波长时，在调零后需稍等片刻，因光能量变化急剧，光电管受光后响应缓慢，需要一段时间进行光响应平衡，当稳定后，重新调零即可工作。

(2)每台仪器所配套的比色皿，不能与其他仪器上的比色皿调换；手只能拿比色皿的毛玻璃面，不能拿透光面；用吸水纸吸干比色皿外壁的溶液时，切勿动作太重，以免透光面受到损伤。

(3)为防止光电管疲劳，不测定时，必须将试样室的暗箱盖打开。仪器连续使用时间不得超过 2h，最好间歇 0.5h，再继续使用。

(四)电导率仪

DDS-307 型数字式电导率仪(图 1-3-4)适用于测定一般液体的电导率，若配用适当的电导电极，还可用于电子工业，化学工业，制药工业，核能工业，电站和电厂测量纯水或高纯水的电导率。

1. 结构原理 电导率用于表达溶液的导电能力，等于电阻率的倒数，单位为 $s \cdot m^{-1}$(西门子/米)，或 $ms \cdot m^{-1}$。测量时，将两个电极(通常为铂电极或铂黑电极)插入溶液中，测定两电极间的电阻 R，根据电极面积 $A(cm^2)$ 及极间距离 $L(cm)$，即可得到溶液的电导率：

$$\kappa = \frac{1}{\rho} = \frac{L}{S} \cdot \frac{1}{R} = K_{cell} \cdot \frac{1}{R}$$

其中，ρ 为电阻率；由于电极面积 A 与间距 L 都是固定不变的，故 L/A 是一个常数，称电导池常数，用 K_{cell} 表示。

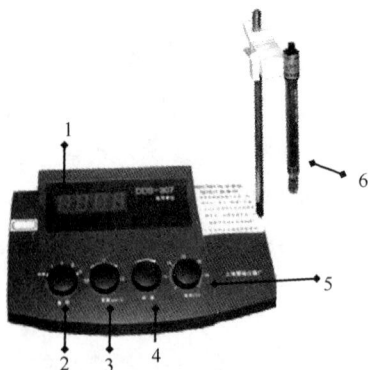

图 1-3-4 DDS-307 型电导率仪仪器面板

1. 显示屏；2. 选择开关；3. 常数补偿；4. 校准；
5. 温度补偿；6. 电导电极

溶液的电导率取决于溶液中带电离子的性质、浓度以及溶液的温度和黏度等。新鲜蒸馏水电导率为 $0.05\sim0.2\text{ms}\cdot\text{m}^{-1}$，存放一时间后，由于空气中的二氧化碳或氨的溶入，电导率可上升至 $0.2\sim0.4\text{ms}\cdot\text{m}^{-1}$；饮用水电导率为 $5\sim150\text{ms}\cdot\text{m}^{-1}$；海水电导率大约为 $3000\text{ms}\cdot\text{m}^{-1}$；清洁河水电导率约为 $10\text{ms}\cdot\text{m}^{-1}$。电导率随温度变化而变化，温度每升高 $1{}^\circ\!\text{C}$，电导率增加 2%，通常规定 $25{}^\circ\!\text{C}$ 为测定电导率的标准温度。

电导率仪由电导电极和电子单元组成。仪器中配有温度补偿系统、电导池常数调节系统以及自动换档功能等。

2. 使用方法

(1)开机：开启仪器后方电源开关。

(2)校准：将选择开关指向"检查"，"常数"补偿调节旋钮指向"Ⅰ"刻度线，"温度"补偿调节旋钮指向 $25{}^\circ\!\text{C}$ 刻度。调节校正调节旋钮，使仪器显示 $100.0\mu\text{s}\cdot\text{cm}^{-1}$。

(3)测量

1)调节"常数"补偿旋钮使显示值与电极上所标电导池常数值一致。

2)调节"温度"补偿旋钮至待测溶液实际温度值。

3)调节"选择"开关至显示器有读数，若显示值消失表示量程太小，应改换量程。若显示器上"×10"的灯亮起来，测量的数值应×10。

4)先用蒸馏水清洗电极，软纸吸干，再用被测溶液清洗一次，把电极浸入被测溶液中，轻轻摇动溶液，静置，显示稳定后读出溶液的电导率值。

3. 注意事项

(1)电导率对溶液的浓度很敏感，在测定前，一定要用被测溶液多次洗涤电导电极，以保证被测液与试剂瓶中的浓度一致。

(2)电极要轻拿轻放，切勿触碰铂黑；电极在使用前后应浸泡在蒸馏水内，以防电极铂黑脱落，引起电导池常数改变。

(五)折射仪

1. 结构原理　折射率是物质的特性常数，它可以用来检验物质的纯度，也可以进行定性分析。当光线由一种透明介质 A 进入另一种透明介质 B 时，由于光在两种介质中传播速度不同，光的方向就会改变，这种现象称为光的折射(图 1-3-5)。此时入射角 α 的正弦与折射角 β 的正弦之比为一常数，此常数称为介质 B 对介质 A 的折射率，即

$$n = \frac{\sin\alpha}{\sin\beta}$$

如果介质 A 对于介质 B 是光疏介质(介质 A 通常为空气)，则折射角 β 必小于入射角 α。当入射角 $\alpha = 90°$时(图中 α_0)，$\sin\alpha = 1$，这时折射角达到最大值，称为临界角，用 β_0 表示，此时 $n = 1/\sin\beta_0$。根据临界角的大小，可计算不同物质的折射率。

为了测定临界角，阿贝折射仪采用了半明半暗的方法，使单色光由 $0°\sim90°$ 的所有角度从介质 A 射入介质 B，这时介质 B 中临界角以内的区域均有光线通过，因而是明亮的；而临界角以外的全部区域没有光线通过，因而是暗的。明暗两区界线清楚，如果在介质 B 上方用一目镜观察就可看见一个界线十分清晰的半明半暗的图像，由图像的下方标尺即可读

出该物质的折射率(仪器本身已将临界角换算成折射率，如图 1-3-6 所示)。

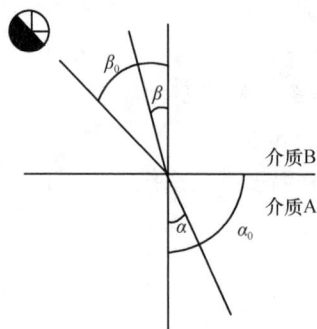

图 1-3-5 光的折射现象

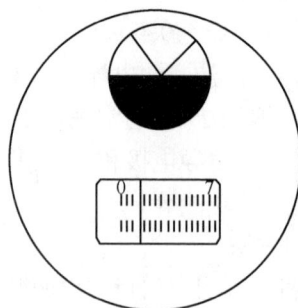

图 1-3-6 望远与读数视场

阿贝折射仪外形图如图 1-3-7 所示。

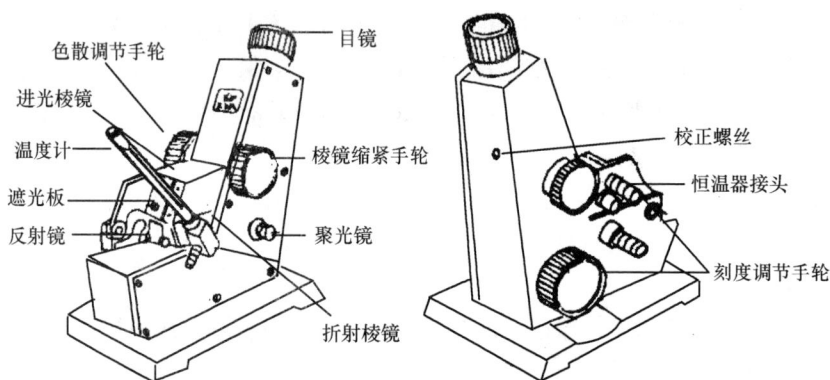

图 1-3-7 WYA 型阿贝折射仪外形图

2. 使用方法

(1)准备：将折光仪与恒温水浴相连，调节所需温度，检查保温套中温度计是否准确。打开直角棱镜，用擦镜纸蘸少量丙酮轻轻擦洗上下镜面。注意不得来回擦动或以手接触镜面。镜面晾干后备用。

(2)校正：打开棱镜，将 1～2 滴二次蒸馏水均匀地铺展在磨砂面棱镜上，切勿使滴管尖端直接接触镜面，以防造成刻痕。关紧棱镜，调节反射镜，从目镜中观察，使视野清晰。转动刻度调节手轮，使目镜内标尺读数等于二次蒸馏水的折光率（20℃，$n=1.3329$，25℃，$n=1.3325$）。转动色散调节手轮，消除色散。再转动校正螺丝，使明暗界线和"×"字交叉重合。转动色散调节手轮，消除色散。再转动校正螺丝，使明暗界线和"×"字交叉重合。

(3)测定：打开棱镜，取待测液体 2～3 滴均匀地滴在磨砂面棱镜上，待整个镜面上润湿后，关紧棱镜，转动反射镜使视场最亮，轻轻转动左面的刻度调节手轮，并在镜筒内找到明暗分界线。若出现彩色光带，则转动色散调节手轮，使明暗界线清晰。再转动左面刻度调节手轮，使分界线对准"×"字交叉线中心，记录读数与温度，重复 1～2 次，取平均值即为待测液体的折射率。

测定结束，用丙酮洗净上下镜面，晾干后关闭棱镜。

3. 注意事项

(1)测定折射率时，要注意保护镜面，不能用硬物接触镜面。

(2)测液体或透明固体时，须合上反射镜，否则找不准视场。

(3)被测液体在镜面上要均匀铺展，否则会影响测定结果，对于易挥发液体应快速测定。

(六)旋光仪

1. 结构原理 旋光性物质使偏振光的振动平面偏转的角度叫做旋光度。通过旋光度的测定，不仅可以鉴定旋光性物质，而且可以检测其纯度及含量。实验室常用的旋光仪是 WXG-4 型旋光仪，其外形如图 1-3-8 所示。

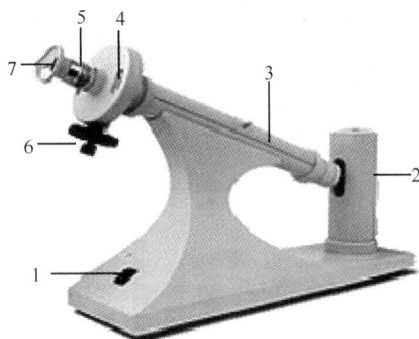

图 1-3-8　WXG-4 型旋光仪的外形图

1. 电源开关；2. 钠光灯；3. 镜筒；4. 刻度盘游标；5. 视度调节螺旋；6. 刻度盘转动手轮；7. 目镜

旋光仪主要由一个光源、两个尼科尔棱镜和一个盛测试样品的旋光管组成。普通光经第一个棱镜(起偏镜)变成偏振光，然后通过旋光管，再由第二个棱镜(检偏镜)检验偏振光的振动方向是否发生了旋转，以及旋转的方向和旋转的角度。

调节刻度盘转动手轮，通过目镜可以看到旋光仪的视场分为明暗相间的三部分，称为三分视场，如图 1-3-9a 或 c。当视场中三个区域内的明暗程度相等时称为零点视场，如图 1-3-9b 所示：

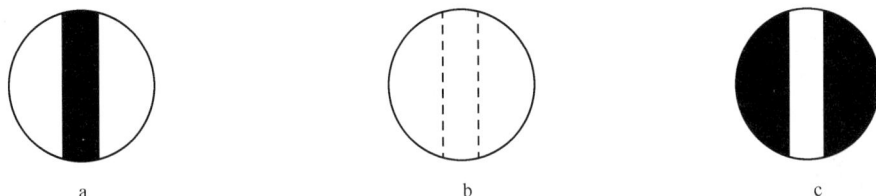

图 1-3-9　三分视场变化示意图

a.大于(或小于)零点的视场；b.零点视场；c.小于(或大于)零点的视场

通过镜筒两侧的放大镜，从刻度盘及游标上可读取被测物质的旋光度。如图 1-3-10 所示，读数时先看游标的 0 落在刻度盘上的位置，记录下整数值(如图 1-3-10 中的 9)，再看与刻度盘重合的游标位置，记录游标上的读数作为小数点以后的数值，可以读到两位小数(如图 1-3-10 中的 0.30)，所以最后的读数为 $\alpha=9.30°$。如果两个游标窗读数不同，则取其平均值。

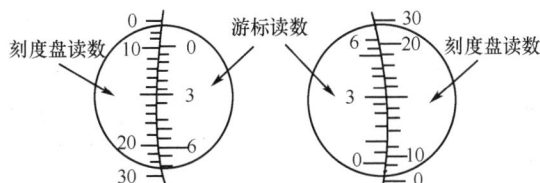

图 1-3-10　读数示意图

为了确定未知化合物的旋光方向，可采用两次测定法，即改变溶液的浓度或者更换旋光管，如果浓度越大或旋光管越长，测得的旋光度越大，说明此物质的旋光方向为右旋，测得的数据即为该物质的旋光度；如果浓度越大或旋光管越长，测得的旋光度反而越小，说明该物质的旋光方向为左旋，测得的数据减去 180°为其旋光度。

2. 使用方法

（1）开机：接通电源，预热 5～10min，使光源稳定。

（2）校正：用蒸馏水冲洗旋光管数次，然后装满蒸馏水，使液面刚刚凸出管口，取玻璃盖沿管口壁轻轻平推盖好，旋上螺丝帽盖，不漏水也不要太紧，将旋光管外部拭干后放入镜筒中，管内如有气泡存在，需将气泡赶至旋光管的凸起处，若气泡过大，则需重新装填。转动目镜上的视度调节螺旋至三分视场清晰。转动刻度盘手轮，找出两种不同视场，如图 1-3-9a 或 c 所示，然后在两种视场之间缓缓转动刻度盘手轮，使三分视场明暗程度均匀一致，即零点视场，如图 1-3-9b 所示。记录刻度盘上的读数即为仪器的零点值。

（3）测定：取出旋光管，用待测液润洗三次，加满待测液。按上面相同方法找出零点视场，在刻度盘上读数，重复三次，取平均值，即为旋光度的观测值，由观测值减去零点值，即为该样品的旋光度。

3. 注意事项

（1）旋光仪的钠光灯使用时间不宜超过 4h，以免影响其使用寿命。

（2）旋光管使用后，特别是在盛放有机溶剂后，必须立即洗净，避免两头衬垫的橡皮圈因接触溶剂而发粘。旋光管洗涤后不可烘干，以免因玻璃与金属的膨胀系数不同，而受热造成破裂。

（3）旋光管两端的圆玻片为光学玻璃，不可与硬物接触，可用软纸小心拭擦，以免磨损。

四、化学实验基本操作

（一）常用仪器的洗涤与干燥

1. 洗涤　使用洁净的仪器是实验成功的前提，也是实验人员应有的良好习惯。洗净的玻璃仪器在倒置时，内壁能被水均匀润湿，形成一层薄而均匀的水膜。如果挂有水珠，说明仪器还未洗净，需要进一步进行清洗。

（1）简单清洗：仪器清洗最简单的方法是用毛刷蘸上去污粉或洗衣粉刷洗，再依次用自来水、蒸馏水冲洗干净。洗刷时，使用毛刷不能用力过猛，否则会戳破仪器。有时，去污粉的微小颗粒会黏附在器壁上不易洗去，可用少量稀盐酸摇洗一次，再用自来水、蒸馏水冲洗。

（2）洗液清洗：在要求较高的实验中，或洗涤一些形状特殊的玻璃仪器，例如滴定管、移液管、容量瓶等，可使用铬酸洗液。铬酸洗液是浓硫酸与饱和重铬酸钾的混合液，具有很强的氧化能力。使用铬酸洗液时，尽量把仪器中的水倒净，让洗液充分地润湿容器内壁，或将仪器放入洗液中浸泡半小时以上，再用自来水、蒸馏水洗涤干净。洗液可以反复使用。使用铬酸洗液时要注意不要溅到皮肤和衣服上。

(3)超声清洗：条件允许时，可采用超声清洗法，即在超声波清洗器中放入需要洗涤的仪器，再加入合适洗涤剂和水，接通电源，利用声波的能量和振动，把仪器清洗干净，超声清洗法既省时又方便。

对于某些污垢用通常的方法不能除去时，则可通过化学反应将黏附在器壁上的物质转化为水溶性物质后，再行清洗。

2. 干燥 洗净的玻璃仪器常用下列几种方法干燥。

(1)风干：自然风干是指把已洗净的仪器置于干燥架上自然风干，这是常用且简单的方法。但必须注意，如玻璃仪器洗得不够干净，水珠便不易流下，干燥就会较为缓慢。

(2)烤干：烧杯和蒸发皿等可以放在石棉网上用小火烤干。试管可直接用小火烤干，操作时应将管口向下并不断来回移动试管，待水珠消失后，使管口朝上，把水汽赶出去。

(3)烘干：把玻璃器皿按顺序从上层往下层放入烘箱烘干，器皿口向上。带有磨口玻璃塞的仪器，必须取下塞子，再行烘干。烘干温度保持在 100~105℃，约 0.5h，待降至室温后取出，切不可趁热取出，以免破裂。烘箱工作时不可再往上层放入湿的器皿，以免水滴下落，使热的器皿骤冷而破裂。

(4)用有机溶剂干燥：在洗净后的器皿内加入少量与水混溶且容易挥发的有机溶剂如酒精和丙酮等，转动仪器，待器皿中的水与有机溶剂充分混合后倒出，用吹风机吹干或自然晾干。

(二)试剂的取用

取用试剂前，应看清试剂标签，以免用错试剂，取用试剂后立即盖紧瓶盖，防止药品与空气中的氧气等发生化学反应。取用试剂时，注意不要多取，取多的药品，不能倒回原试剂瓶中，以防污染瓶内试剂。

1. 固态试剂的取用 固体试剂要用干净的药匙取用。用过的药匙必须洗净和擦干后才能再次使用。称量时，一般的固体试剂可以放在专用的称量纸或表面皿上进行，具有腐蚀性、强氧化性或易潮解的固体试剂不能在纸上称量，应放在玻璃容器内称量。如氢氧化钠有腐蚀性，又易潮解，最好放在烧杯中称取，否则容易腐蚀天平。有毒的药品称取时要做好防护措施，如戴好口罩、手套等。

2. 液态试剂的取用 液态试剂一般用量筒量取或用滴管吸取。

(1)量筒：量筒有 5ml、10ml 等不同规格。取用液体时，先取下试剂瓶的瓶塞并将它仰放在桌上。一手拿量筒，另一手拿试剂瓶(注意试剂标签应在手心处)，瓶口紧靠量筒口边缘，然后慢慢倒出所需体积的试剂。最后将瓶口在量筒上靠一下，再把试剂瓶竖直，以免留在瓶口的液滴流到瓶的外壁(图 1-4-1)。读取刻度时，视线应与液体凹液面在同一水平面上。如果倾出了过多的液体，应弃去，不得倒回原瓶。试剂取用后，必须立即将瓶塞盖好，放回原处。注意：量筒不能用作反应容器，也不能盛热的液体，更不能用来加热液体。

(2)滴管：使用滴管时，先用手指紧捏滴管上部的橡皮头，赶走其中的空气，然后松开手指，吸入试液。将试液滴入试管等容器时，应将滴管放在试管口的正上方，使试液滴入试管中，不得将滴管插入容器中(图 1-4-2)。滴管只能专用，用完后放回原处。一般的滴管一次可取 1ml（约 20 滴）试液。

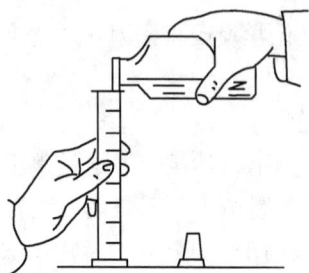

图 1-4-1 用量筒取液

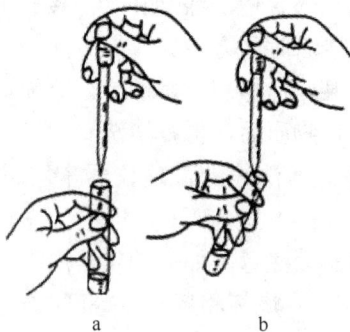

图 1-4-2 用滴管加试剂
a.正确；b.不正确

（三）常用滴定分析仪器的使用

1. 称量瓶 称量瓶有高型、低型两种，如图 1-4-3 所示。称量瓶是带有磨口塞的筒形玻璃瓶，多用于递减法准确称量一定量的固体试样。因其配有磨口塞，可以防止瓶中试样吸收空气中的水分和 CO_2 等，适用于称量易吸潮的试样。

使用时，用纸带套住称量瓶拿到接收器上方，用纸片夹住盖柄，打开瓶盖，如图 1-4-4 所示，将瓶口慢慢向下倾斜，用瓶盖轻敲瓶口边缘，使试样慢慢落入接收器中。当倒出的试样接近所需质量时，一边继续用盖轻敲瓶口，一边逐步将瓶身竖直。使在瓶口附近的试样落入瓶中，然后盖好瓶盖，将称量瓶放回原干燥器中。

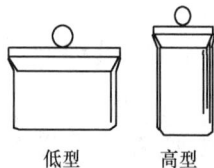

低型   高型
图 1-4-3 称量瓶

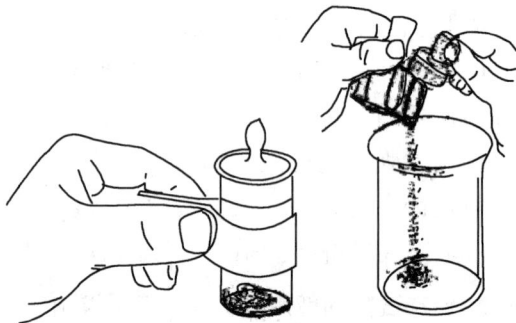

图 1-4-4 称量瓶的使用

2. 锥形瓶 锥形瓶有无塞和具塞两种，按容积分，常见的有 50ml、100ml、250ml、500ml 等规格。在滴定分析中，锥形瓶用作反应容器，进行滴定反应。具有塞子的锥形瓶可有效防止挥发性物质逸出。

3. 吸管 吸管一般分无刻度吸管和刻度吸管两种。

无刻度吸管称为移液管，它的中部膨大，上下两端细长，上端刻有环形标线，膨大部分标有体积及温度，有 20ml、25 ml、50ml 等规格。刻度吸管称为吸量管，有 1ml、5ml、10ml 等规格，且刻有 0.1～0.01ml 的分度值，如图 1-4-5 所示。移液管和吸量管都可用于准确移取一定体积的液体。移液管没有刻度，只能量取某一定量的液体；吸量管标有刻度，可用于量取少量非固定体积的溶液，测量精度一般为0.01ml。

(1)使用方法：使用前，将吸管依次用洗液、自来水、蒸馏水洗涤干净。先用滤纸将吸管下端内外的水吸净，然后取少量所要移取的溶液，润洗吸管内壁2~3次，如图1-4-6所示，以保证溶液在移取的过程中浓度不发生改变。

在使用移液管吸取溶液时，用右手(左利手除外)的大拇指和中指拿住标线上方的玻璃管，将下端伸入溶液液面下1~2cm(插入太深会使管外沾附溶液过多，影响量取溶液体积的准确性，太浅往往会产生空吸)，左手拿洗耳球，先把球内空气压出，然后把洗耳球的尖端插在移液管上口，慢慢松开洗耳球使溶液吸入管内。当液面升高至刻度以上时移去洗耳球，迅速用右手食指按住管口，将移液管提离液面，然后稍松食指，使液面下降，直到溶液的凹液面与标线相切，立刻用食指压紧管口。小心地把移液管移入接受容器中，保持移液管垂直，将接受容器稍稍倾斜，使移液管尖端与容器上方内壁接触。松开食指，让溶液自然地沿器壁流下，流完后等待10~15s，取出移液管。若移液管上未标有吹字，切勿把残留在管尖内的溶液吹出，因为在校正移液管时，已考虑了所保留的溶液体积，并未将这部分液体体积计算在内。

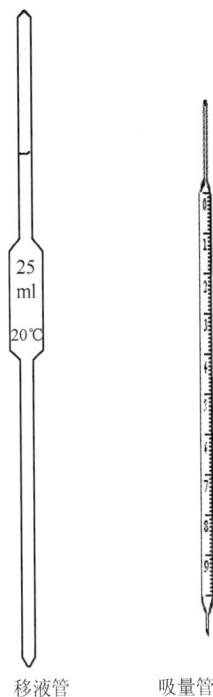

图1-4-5 吸管

移液管　　　吸量管

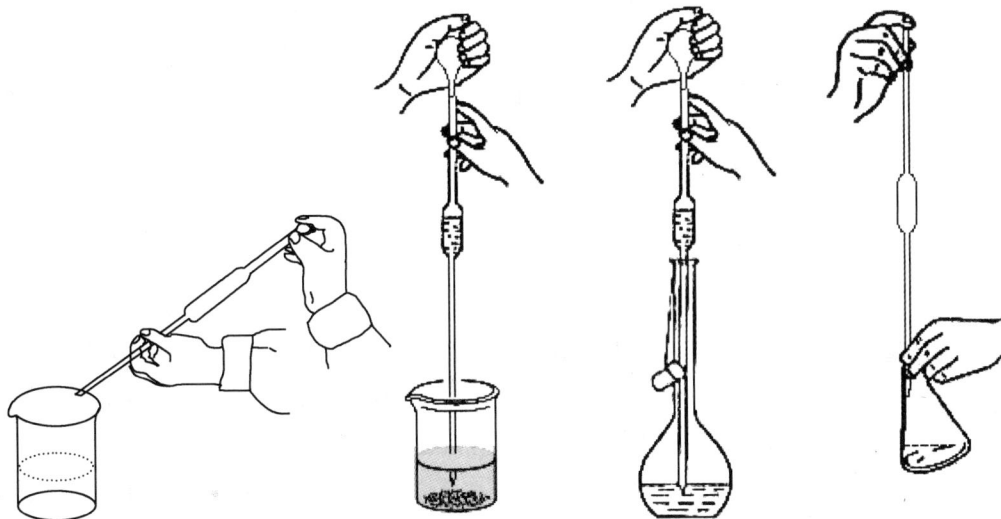

图1-4-6 移液管的洗涤、取用、放出液体操作

吸量管吸取溶液的方法与移液管相似，不同之处在于吸量管能吸取不同体积的液体。用吸量管取溶液时，一般使液面从某一分刻度(最高线)落到另一分刻度，使两分刻度之间的体积恰好等于所需体积。

(2)注意事项：凡吸量管上标有"吹"字的，使用时必须将管尖内的溶液吹出，不允许保留。另外，刻度有自上而下排列，还有自下而上排列，读取刻度时要十分注意。移液管使用后，应洗净放在移液管架上。移液管和吸量管都不能放在烘箱中烘烤，以免引起容积变化而影响测量的准确度。

4. 容量瓶 容量瓶是准确配制一定体积溶液的玻璃仪器，带有磨口玻璃塞或塑料塞，颈部刻有标线，瓶上标有使用温度和体积。常用容量瓶有 10ml、50ml、100ml、250ml、500ml 等规格。

(1)使用方法：使用前要检查容量瓶是否漏水。检查方法是：容量瓶内加水，盖好瓶塞，瓶外水珠用布擦拭干净。左手按住瓶塞，右手拿住瓶底，将瓶倒立 1～2min，观察瓶塞周围是否有水渗出。如果不漏，将瓶直立，把瓶塞转动约 180°，再倒立检查。

配制溶液前先将容量瓶洗净。如果是用固体物质配制标准溶液，先将准确称取的固体物质置于小烧杯中溶解，再将溶液转入容量瓶中(热溶液应冷却至室温后，才能稀释至标线，否则将造成体积误差)。转移时，使玻璃棒的下端靠在瓶颈内壁，使溶液沿玻璃棒及瓶颈内壁流下，溶液全部流完后将烧杯沿玻璃棒上移，同时直立，使附着在玻璃棒与烧杯嘴之间的溶液流回烧杯中。然后用蒸馏水洗涤烧杯 2～3 次，洗涤液一并转入容量瓶。用蒸馏水稀释至容积 2/3 处，摇动容量瓶，使溶液初步混匀，继续加蒸馏水，加至近标线时，要慢慢滴加，直至溶液的凹液面最低点与标线相切为止。随即盖紧瓶塞，使容量瓶倒转，并振荡数次，使溶液充分混合均匀，如图 1-4-7 所示。

如果把浓溶液定量稀释，则需要用移液管吸取一定体积的浓溶液移入容量瓶中，按上述方法稀释至标线，摇匀。

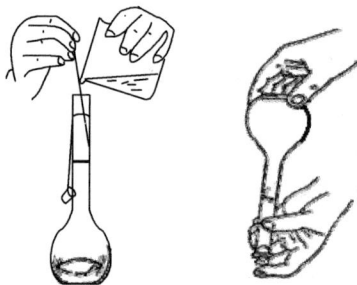

图 1-4-7　容量瓶的使用

(2)注意事项：需避光的溶液应使用棕色容量瓶配制。容量瓶不能长期存放溶液，不可将容量瓶当作试剂瓶使用，尤其是碱性溶液会侵蚀瓶塞，使之无法打开。如需将溶液长期保存，应转移到试剂瓶中备用。用过的容量瓶应及时洗净，晾干。在瓶口与玻璃塞之间垫以纸条，以防下次使用时，打不开瓶塞。容量瓶不能用火直接加热或在烘箱中烘烤。如急需使用干燥的容量瓶时，可将容量瓶洗净后，用乙醇等易挥发的有机溶剂荡洗后晾干或用电吹风的冷风吹干。

5. 滴定管 滴定管分为两种，具有玻璃活塞的滴定管称为酸式滴定管，用乳胶管(管内有一小玻璃球)与刻度管连起来的滴定管称为碱式滴定管。酸式滴定管用来测量除碱性以及对玻璃有腐蚀作用以外的溶液的体积，碱式滴定管用来测量碱性溶液的体积。

(1)读数方法：读数不准是滴定误差的主要来源之一。由于溶液的表面张力，滴定管内的水溶液液面呈凹形，读数时，将滴定管从滴定管架上取下，用右手拇指和食指捏住滴定管上部无刻度处，使滴定管保持垂直(注入或流出溶液后，需静置 1～2min)，保持视线与液体凹液面下沿平齐后读数，如图 1-4-8 所示。为使读数准确，可用白纸板衬在滴定管后面。若使用白底蓝线滴定管应读取弯月面与蓝色尖端的交点相对应的刻度，如图 1-4-9 所示。

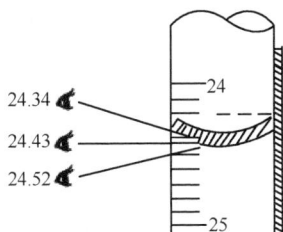

图 1-4-8　滴定管的读数　　　　　图 1-4-9　衬托读数

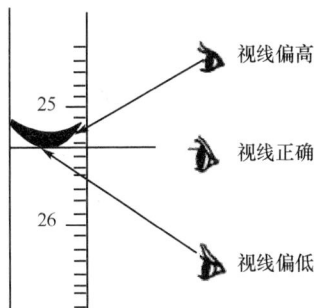

滴定时，最好每次均从零刻度或接近零的刻度开始，以消除因滴定管刻度不均而带来的误差。在同一次滴定中，应使用同一种读数方法。读数应该读到小数点后第二位，如 20.93ml。

（2）使用方法

1）酸式滴定管

a.检漏：先将活塞关闭，在滴定管内充满水，将滴定管固定在滴定管夹上。放置 2min，观察管口及活塞两端是否有水渗出；将活塞转动 180º，再放置 2min，看是否有水渗出。若前后两次均无水渗出，活塞转动也灵活，即可使用。

b.漏水处理：取下玻璃活塞，用滤纸或纱布擦干活塞及活塞槽。用玻璃棒蘸取少量凡士林涂抹在活塞孔的两端，然后将活塞插入槽内，转动活塞使凡士林涂抹均匀，再次检查活塞是否漏水。如不合格则需要重新涂凡士林。若活塞孔或玻璃尖嘴被凡士林堵塞，可将滴定管充满水后，将活塞打开，用洗耳球在滴定管上部鼓气加压，一般情况下可将凡士林排出，若还不能把凡士林排出，可将滴定管尖端插入热水中温热片刻，然后打开活塞，使管内的水突然流下，将软化的凡士林冲出。

c.装液：在装入滴定溶液之前，先将滴定管内注入所装溶液 5～6ml，然后两手平端滴定管，慢慢转动，使溶液润遍全管，打开滴定管的活塞，使润洗液从管口下端流出，如此润洗 2～3 次，以保证溶液装入后的浓度不变。装液时要直接将滴定液从滴定管上口注入，不要再经过漏斗等其他容器，以免污染滴定溶液，通常滴定溶液应装至零刻度线以上。

d.排气：装液后，检查滴定管下端有无气泡存在，若有气泡，则需排气。酸式滴定管排气方法为：打开活塞，使溶液快速冲出，反复数次，即可排除气泡。

e.滴定：滴定时将滴定管固定在滴定管架上。使用酸式滴定管时，左手握住滴定管活塞，拇指在前，食指和中指在后，无名指和小指向手心弯曲，轻轻贴着活塞下部，其他三个手指控制活塞，注意手心悬空不可触及活塞，以免造成漏液，如图 1-4-10 所示。

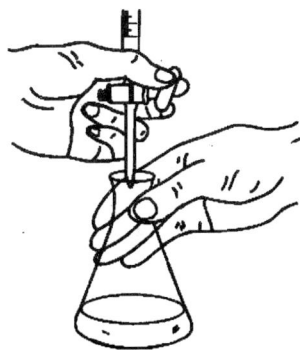

图 1-4-10　酸式滴定管的操作

左手控制活塞，用右手拇指、食指和中指捏住锥形瓶颈部，滴加溶液的同时要摇动锥形瓶。摇动锥形瓶时，应微动腕关节，使溶液向同一方向旋转，注意不要使瓶口碰撞滴定管，滴定速度一般控制在每秒 3～4 滴。接近终点时，要半滴半滴地加入。半滴的加入方法是：小心控制活塞，使滴定液悬于管口，用锥形瓶内壁靠下，然后用蒸馏水冲下。

2) 碱式滴定管

a. 检漏：检查乳胶管是否老化，玻璃珠是否适当，玻璃珠过大，则不便操作，过小，则会漏水。检漏时滴定管装水，放置 2min，观察液面是否下降。

b. 漏水处理：可将乳胶管中的玻璃珠稍加转动，或略微向上下移动，若处理后仍然漏水，则需要更换玻璃珠或乳胶管。

c. 装液和排气：洗净的滴定管在装液前，要先用少量待装溶液洗涤 3 次。滴定管装入操作溶液后，应先观察出口下端的滴头内是否存在气泡，若有气泡，需排出：左手拇指和食指捏住玻璃珠部位，使胶管向上弯曲并捏挤胶管，使溶液从管口喷出，即可排除气泡(图 1-4-11)，然后调节管内液面至零刻度或接近零刻度处备用。

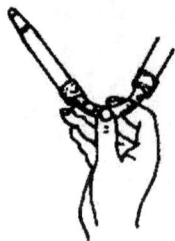

图 1-4-11　碱式滴定管排气法

d. 滴定操作：滴定时，将滴定管固定在滴定管架上，右手持锥形瓶，左手控制滴定速度。用左手拇指和食指捏住玻璃球上半部分或一侧，捏挤乳胶管，使玻璃球与乳胶管之间形成缝隙，溶液便可流出，边滴边摇(图 1-4-12)。通过捏力的大小，调节流速，但不易用力过猛，以免松开手时进入空气。滴定完毕，若滴头下端有空气时，轻轻挤压玻璃球上侧，使其微微下移，排出下端空气后再读数。

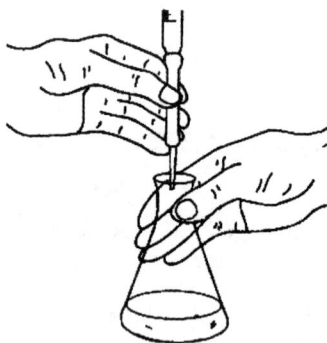

图 1-4-12　碱式滴定管的操作

滴定时，注意不要捏挤玻璃珠下部胶管，以免空气进入形成气泡，影响读数。接近终点时，轻轻捏挤胶管，使溶液悬挂在出口管嘴上，形成半滴，用锥形瓶内壁将其沾落，用洗瓶冲洗锥形瓶内壁，摇匀即可。

滴定结束后，滴定管内剩余的溶液倒出。依次用自来水、蒸馏水洗涤干净，倒立夹在滴定管架上，便于下次使用。

(四)重结晶与固液分离

溶质以晶体的形式从溶液中析出的过程称为结晶。假如第一次得到的晶体纯度不符合要求，可将其溶于适量溶剂中进行第二次结晶(重结晶)，结晶后再进行固液分离，以达到分离纯化物质的目的。

1. 重结晶　重结晶的方法有两种：一种是蒸发溶剂法，即将晶体溶于适量溶剂溶解，加热或自然挥发使溶剂除去的方法，它适用于温度对溶解度影响不大的物质。另一种是热饱和溶液冷却法，即将晶体溶于适量热溶剂中达到饱和，然后冷却结晶的方法，此法适用于温度升高，溶解度增加的物质。重结晶的一般过程为：

(1)根据要求选择合适的溶剂：选择合适的溶剂是重结晶操作的关键，所选的溶剂必须具备下列条件：不与被提纯物质发生化学反应；对杂质和被提纯物质的溶解度差别要大；容易挥发，易与结晶分离除去；能给出较好的晶体；无毒或毒性很小，便于操作；价廉易得。常用的重结晶溶剂有水、冰乙酸、甲酸、乙醇、丙酮、乙醚、氯仿、苯、四氯化碳、石油醚、二硫化碳等。

当一种物质由于在一些溶剂中的溶解度太大，而在另一些溶剂中的溶解度又太小，不能选择到一种合适的溶剂时，常可用混合溶剂。即把对此物质溶解度很大的和溶解度很小的，而又能互溶的两种溶剂混合起来，这样可获得良好的溶解性能。常用的混合溶剂有：乙醇-水、乙醚-甲醇、乙酸-水、乙醚-丙酮等。

(2)将不纯固体样品溶于适量溶剂制成近似饱和溶液。要使重结晶得到的产品纯度和回收率均较高，溶剂用量最关键。溶剂用量太大会增加溶解损失，太小在过滤时会提早析出晶体带来损失，一般可比需要量多加20%的溶剂。

(3)如溶液含有有色杂质，可加活性炭脱色，过滤以除去不溶性杂质。

(4)加热或自然挥发使溶剂除去，或者将溶液冷却使结晶析出。

(5)过滤使晶体与母液分离。洗涤、干燥后测熔点，如纯度不合要求，可重复上述操作。

2. 固液分离　溶液与沉淀或晶体的分离方法有三种：倾析法、过滤法和离心分离法。

(1)倾析法：当沉淀颗粒较大，静置后能很快沉降至容器底部时，可用倾析法将沉淀上部的溶液倾入另一容器中而使沉淀与溶液分离，操作如图 1-4-13 所示。如需洗涤沉淀时，向盛有沉淀的容器内加入少量水或洗涤液，将沉淀搅拌均匀，待沉淀沉降到容器的底部后，再用倾析法分离。反复操作两三次，即能将沉淀洗净。

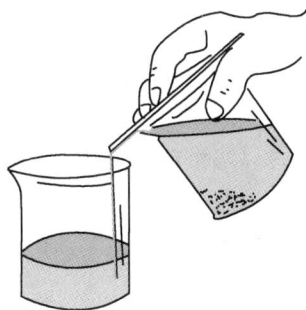

图 1-4-13　倾析法

(2)过滤：过滤法是固液分离较常用的方法之一。溶液和沉淀的混合物通过过滤器(如滤纸)时，沉淀留在过滤器上，溶液则通过过滤器，过滤后所得的溶液叫做滤液。溶液黏度、温度、过滤时的压力及沉淀物的性质、状态、过滤器孔径大小都会影响过滤速度。常用的过滤方法有常压过滤、减压过滤和热过滤三种。

1)常压过滤：使用玻璃漏斗和滤纸进行过滤。按用途不同，滤纸分为定性、定量两种类型，按空隙大小不同，滤纸分为快速、中速、慢速三种类型。应根据沉淀的性质选择合适的滤纸。使用滤纸时，将其对折两次使之成扇形，展开呈锥形，调整角度使滤纸恰能与漏斗内壁密合，然后撕去三层滤纸外面两层的小角，目的是使滤纸能紧贴漏斗，再用少量蒸馏水润湿，并用玻璃棒轻压滤纸四周，赶走滤纸与漏斗壁间的气泡。过滤时，漏斗要放在漏斗架上，漏斗末端紧靠接收器内壁。先倾倒溶液，后转移沉淀。将玻璃棒靠近三层滤纸处，溶液沿玻璃棒转入，漏斗内的液面要低于滤纸边缘，如图1-4-14 所示。

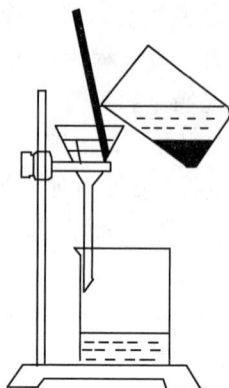

图 1-4-14　常压过滤　　　　　　图 1-4-15　减压抽滤装置

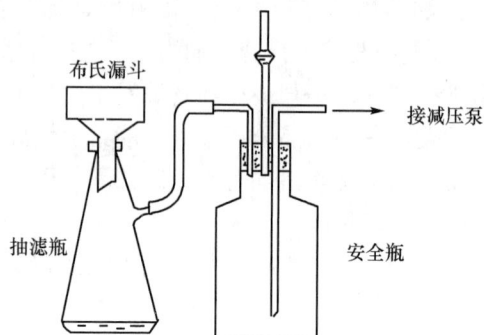

　　如果沉淀需要洗涤，应待溶液转移完毕后，在烧杯中加入少量洗涤液洗涤沉淀，然后用玻璃棒充分搅动，静置一段时间，待沉淀下沉后，将上层清液倒入漏斗。洗涤 2～3 遍，最后把沉淀转移到滤纸上。

　　2) 减压过滤：减压过滤又称抽滤，可缩短过滤时间，并可把沉淀抽得比较干燥，但它不适用于胶状沉淀和颗粒太细的沉淀的过滤。

　　抽滤装置如图 1-4-15 所示。在真空泵的橡皮管和抽滤瓶之间安装一个安全瓶，用以防止因关闭真空泵后压力的改变引起自来水倒吸。抽滤用的滤纸应比布氏漏斗的内径略小，但又能把瓷孔全部覆盖。将滤纸放入后加水润湿，打开真空泵，慢慢关闭安全瓶活塞，先稍微抽气使滤纸紧贴，然后沿玻璃棒往漏斗内转移溶液，注意加入的溶液不要超过漏斗容积的 2/3。等溶液抽完后再转移沉淀。停止过滤时，应先打开安全瓶放气，然后再关闭真空泵，以防止自来水倒吸进入瓶内。用玻璃棒轻轻揭起滤纸边缘，取出滤纸和沉淀，滤液则由吸滤瓶的上口倾出。有强碱、酸、酸酐、氧化剂等存在时，它们能腐蚀普通滤纸，故不能使用布氏漏斗抽滤，可改用砂芯漏斗抽滤。

　　(3) 离心分离法

　　当沉淀量很少时，使用一般的方法过滤，沉淀会黏附在滤纸上难以取下，这时可采用离心分离。实验室内常用电动离心机进行分离。电动离心机使用时，将装试样的离心管放在离心机的套管中，套管底部先垫些棉花。为了使离心机旋转时保持平稳，几个离心管应放在对称的位置上，如果只有一个试样，则在对称的位置上放一支离心管，管内装等量的水。电动离心机转速极快，要注意安全。放好离心管后，盖好盖子。先慢速后加速，停止时应逐步减速，最后任其自行停止转动。

离心沉降后，要将沉淀和溶液分离时，左手斜持离心管，右手拿滴管，将滴管伸入离心管，末端恰好进入液面，取出清液。当滴管末端接近沉淀时，要特别小心，以免沉淀也被取出。沉淀和溶液分离后，沉淀表面仍含有少量溶液，须经过洗涤才能得到纯净的沉淀。为此，往盛沉淀的离心管中加入适量的蒸馏水或洗涤用的溶液，用玻璃棒充分搅拌后，进行离心分离。用滴管将上层清液取出，再用上述方法操作 2~3 遍，直到沉淀洗净。

五、实验记录与数据处理

(一) 实验结果处理

在定量分析中，由于对试样的分析测定通常是由多个步骤、多种仪器和对多个物理量的测量完成的，并且受到时间、光照等多种因素的影响，测量值和真实值之间总会存在或大或小的误差，因此，在实验过程中要尽量减小误差的产生。

1. 误差产生的原因和分类

(1) 系统误差：系统误差是由分析过程中的某些固定因素引起的，在重复测定时会重复出现，因而也称为可测误差。它的主要来源有以下几方面：

1) 方法误差：由于分析方法不够完善而引起的误差。例如，反应进行不完全，有副反应发生，滴定终点与化学计量点不一致等。

2) 仪器误差：因测定所用仪器不够准确而引起的误差。例如，分析天平两臂不等、砝码生锈、容量仪器刻度不准等。

3) 试剂误差：所用试剂或溶剂中含有微量杂质或干扰物质而引起的误差。

4) 操作误差：由于操作者的生理缺陷、主观偏见、不良习惯或不规范操作而产生的误差。操作误差与操作人员的个人因素有关，因此又称为个人误差。如操作者对颜色判断不够灵敏，造成滴定终点总是提前或拖后等。

(2) 随机误差：由能影响分析结果的某些偶然因素所引起的误差。环境温度、湿度和气压等条件的微小波动，仪器性能的微小改变等都会产生随机误差。表面上看，随机误差造成测量值时大时小，时正时负，难以控制。但在平行条件下进行多次测定则可发现其统计规律：小误差出现的几率大，大误差出现的几率小，特别大的误差出现的几率非常小，绝对值相同的正负误差出现几率基本相等。因此，增加平行测定次数，用多次测定结果的平均值表示分析结果，可以减少随机误差。

需要注意的是，除了上面讨论的误差之外，也可能存在由于操作者粗心大意或违反操作规程等原因造成的过失误差，如加错试剂、打翻容器、读错数据、计算错误等，遇到这类测定数据应果断舍弃，不计入分析结果的计算。

2. 测定结果的准确度和精密度

(1) 准确度：测定值 x 与真实值 T 符合的程度称为准确度。准确度的高低用误差来衡量，误差是指测量值与真实值之差。误差越小，表示分析结果的准确度越高。误差可分为绝对误差 E 和相对误差 E_r，分别表示为

$$E = x - T$$

$$E_r = \frac{E}{T} \times 100\%$$

相对误差反映出了误差在真实值中所占的分数，能更合理地表达测定结果的准确度。误差可有正值和负值，分别表示测定结果偏高和偏低于真实值。

(2) 精密度：精密度是指在相同条件下多次平行测定结果之间相互接近的程度，常用偏差来表示，偏差越小，表明分析结果的精密度越高，再现性越好。单次测定值 x 与平均值 $\bar{x}$ 的差值称为绝对偏差 d，即

$$d = x - \bar{x}$$

在实际分析工作中，常用绝对平均偏差 $\bar{d}$、相对平均偏差 $\bar{d}_r$ 和标准偏差 s 来表示分析结果的精密度。

$$\bar{d} = \frac{|d_1| + |d_2| + |d_3| + \cdots + |d_n|}{n}$$

$$\bar{d}_r = \frac{\bar{d}}{x} \times 100\%$$

$$s = \sqrt{\frac{d_1^2 + d_2^2 + d_3^2 + \cdots + d_n^2}{n-1}}$$

式中，$|d|$表示偏差的绝对值，n 为测定次数。测定常量组分时，滴定分析结果的相对平均偏差一般应小于 0.2%。

需要说明的是，由于真实值实际上是无法知道的，因此，用相对真实值计算所得误差严格说来仍是偏差。所以，在实际工作中，误差和偏差并没有严格的区别。准确度和精密度是两个不同的概念，但它们之间有一定的关系。没有高的精密度，则一定得不到准确的测定结果，精密度是保证准确度的先决条件；但精密度高并不意味着准确度一定高。只有在消除了系统误差以后，好的精密度才能保证好的准确度。

3. 提高分析结果准确度的方法

(1) 选择合适的分析方法：各种分析方法的准确度和灵敏度是不同的。重量分析和滴定分析，灵敏度虽不高，但对于高含量组分的测定，能获得比较准确的结果。对于低含量组分的测定，可以允许有较大的相对误差，所以采用仪器分析法是比较合适的。

(2) 消除系统误差：系统误差是某种固定的原因造成的，只要找出产生误差的原因，就可以消除。系统误差一般可通过校准仪器、对照试验、空白试验等手段来发现和排除。

1) 校准仪器：在实验前对所使用的仪器进行校正，以减少仪器所带入的误差。

2) 对照试验：采用标准试样与测定试样同样的方法和条件进行平行试验。

3) 空白试验：即在不加入试样的情况下，按所选用的测定方法、条件和同样的试剂进行分析，以检查试剂和器皿所引入的系统误差。

(3) 减小测量误差：为了保证分析结果的准确度，应尽量减小测量误差。例如在滴定分析中，滴定管读数会有 ±0.01ml 的误差，在一次滴定中，需要读数两次，可造成 ±0.02ml 的误差。为了使测量时的相对误差小于 0.1%，消耗滴定剂的体积必须在 20ml 以上。

(4) 减小随机误差：在消除系统误差的前提下，平行测定的次数越多，平均值越接近真实值。因此，增加测定次数，可以减少随机误差。但过多增加平行测定次数将耗费过多的

人力、物力和时间。在分析化学中，对同一试样通常要求平行测定 3～4 次。

(二)有效数字

1. 有效数字的概念　要获得准确的分析结果，不仅要准确地进行测量，还要正确地记录和计算所得数据，即在测量过程中要使用有效数字。有效数字包括仪器测得的全部准确数字和一位可疑数字，它不仅反映测量值的大小，而且反映测量的准确程度。例如滴定管读数为 24.02ml，其中 24.0 是准确的，而末位的 2 是估计的，表明滴定管能精确到 ±0.01ml，溶液的实际体积在 24.01～24.03ml。使用这样的滴定管读数时应记录到小数点后的第二位，如滴定时用去某标准溶液 20.10ml，既不能记为 20.1ml，也不能记为 20.100ml。又如，用万分之一分析天平称得某样品质量为 1.8000g，这不仅表明试样的质量是 1.8000g，还表明称量误差在 ±0.0001g 以内。如果将其质量记录成 1.8g，则表示该试样是在台秤上称量的，其称量误差为 ±0.1g。显然，在分析测定中应保留的有效数字位数不是人为规定的，而是由测定方法及仪器的灵敏度决定的。

一般来说，数字中出现的 1～9 都是有效数字，而 0 则不一定。当 0 表示实际测量值时，是有效数字，当 0 用作定位时则不是有效数字。例如，某溶液体积 10.50ml，若用 L 作单位时该数转化为 0.010 50L，其中 1 前面的两个 0 只起定位作用，属于非有效数字，1 后面的两个 0 为测量所得，是有效数字。因此，0.010 50L 的有效数字位数是 4 而不是 6。对于像 1200 这样的数字，有效数字的位数比较模糊。为了准确表述有效数字，应该根据实际测量情况，写成 1.2×10^3 或 1.20×10^3 等形式。化学中常见的 pH、pK 及 lg$c$ 等对数值，其有效数字的位数只取决于小数点后面的位数，因为整数部分对应真数中 10 的方次，只起定位作用。如 pH=11.20，换算为 H^+ 浓度时，应为 $[H^+] = 6.3 \times 10^{-12}$ mol · L^{-1}，有效数字的位数是 2 而不是 4。在计算过程中，还会遇到一些非测量值如倍数、分数等，它们的有效数字的位数可视为无限多位。

2. 有效数字的修约　在分析测定过程中，当测定值和计算值的有效位数确定后，要对它后面的多余的数字进行取舍，这一过程称为修约，修约通常采用四舍六入五成双的规则进行。即当尾数为 4 时舍去；为 6 时进位；为 5 时，若 5 前面一位是奇数则进位，偶数则舍去。当测量值中被修约数字是 5 时，如果其后还有数字，则进位。修约数字时，对原测量值一次修约到所需的位数，不能分次修约。例如 13.015 和 13.025 取四位有效数字，结果均取 13.02，如 18.045 001 取四位有效数字，结果为 18.05。

3. 加减运算　加减运算中，有效数字取舍以小数点后位数最少的数字为准。运算时，应先确定运算结果的有效数字位数，然后将其他数字依修约规则修约到小数点后相应位数，最后再相加。例如，0.0201、24.00 和 1.100 02 三个数相加，结果是：0.02+24.00+1.10=25.12。

4. 乘除运算　乘除运算中，积或商有效数字的位数以参加运算的有效数字位数最少的为准。例如，0.0231、24.00 和 1.100 02 三个数相乘，其结果是：0.0231×24.00× 1.100 02=0.610。使用计算器时，只对最后结果进行修约，不必对每一步的计算数字进行取舍。

若某一数据的首位数字为 9 时，在进行乘除运算时，有效数字的位数可多算一位。例如 9.56 可看成 4 位有效数字参与运算。

（三）实验报告格式

实验报告封面（图 1-5-1），实验报告第二页应列出一学期的实验项目（图 1-5-2）。普通化学实验报告通常按下列格式书写：

医用化学实验

报告

专业 ____________

班级 ____________

姓名 ____________

学号 ____________

图 1-5-1　实验报告封面

序号	实验项目	成绩	指导教师
1			
2			
3			
4			
5			
6			
…			

图 1-5-2　实验项目列表

1. 目的要求　明确实验的具体任务和目的。

2. 基本原理　写出简要原理、公式及其应用条件，避免照抄实验讲义。

3. 实验器材　记录主要仪器的名称、型号和实验药品的名称及浓度。

4. 实验步骤　明确实验操作的总体思路，写出简明操作步骤和注意事项，如实记录原始数据，避免照抄实验讲义中的实验步骤，禁止捏造及抄袭他人实验数据。

5. 结果与讨论　写出实验结果，并对结果进行分析。定量分析及物理常数测定要给出测定结果的平均值及相对平均偏差或标准偏差。

6. 问题与思考　认真记录实验中的异常现象并分析原因，提出改进方法与建议，回答课后思考题。

第二部分　原理与性质

化学反应千变万化，错综复杂，但本质上都是原子或原子团之间的重新组合，它们在客观上存在着一定的规律性，符合化学反应的基本原理。但由于组成或结构的差异，不同物质又有其特殊的物理化学性质，如状态、颜色、气味、酸碱性以及与其他试剂的特征反应等。熟悉化学反应的基本规律和常见物质的特有性质，是进行医用化学实验的基本要求。本部分实验涉及酸碱反应、沉淀反应、氧化还原反应和配位反应的基本规律，包括溶液与胶体，氧化还原反应与电极电位以及配位化合物的性质，同时介绍了生物体中常见无机离子及有机物的特征反应及鉴定方法。

实验一　电解质溶液的性质

一、目 的 要 求

(1)进一步理解弱电解质的解离平衡、同离子效应及盐类水解等基本概念。
(2)掌握沉淀的生成、溶解和转化的条件。
(3)学会离心分离的基本操作。

二、实 验 原 理

(一)弱电解质的解离平衡及同离子效应

弱电解质在水溶液中只能部分解离。如 HAc 在水溶液中存在下列解离平衡：

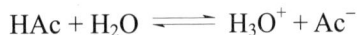

$$HAc + H_2O \rightleftharpoons H_3O^+ + Ac^-$$

$$K_a = \frac{[H_3O^+][Ac^-]}{[HAc]}$$

K_a 为 HAc 的解离平衡常数。在 HAc 溶液中，加入少量含有相同离子的 NaAc，由于 NaAc 是强电解质，在水溶液中全部解离为 Na^+ 和 Ac^-，使溶液中 Ac^- 的浓度增大，HAc 的解离平衡向左移动，从而降低了 HAc 的解离度，这种现象称为同离子效应。同离子效应使 HAc 溶液中[H_3O^+]降低，pH 增加。同理，在 $NH_3 \cdot H_2O$ 溶液中，若加入少量含有相同离子的强电解质 NH_4Cl，则弱碱在水中的解离平衡将向着生成 $NH_3 \cdot H_2O$ 分子的方向移动，导致 $NH_3 \cdot H_2O$ 的解离度降低，溶液中[OH^-]降低，pH 降低。

(二)盐类的水解

有一些盐为质子酸或质子碱。在水溶液中，这些离子与水反应生成弱酸或弱碱，从而使溶液呈现一定的酸碱性，这称为盐的水解。例如，在 NH_4Cl 的水溶液中，存在着如

下反应:

$$NH_4Cl \longrightarrow NH_4^+ + Cl^-$$

$$NH_4^+ + H_2O \rightleftharpoons NH_3 + H_3O^+$$

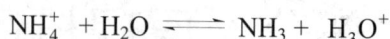

水解使 NH_4Cl 溶液显弱酸性。酸度、温度、稀释等条件都可以影响水解平衡的移动。

(三)溶度积规则

有些强电解质的溶解度较小,例如 $AgCl$、$CaCO_3$、PbS,但它们在水中溶解的部分是全部解离的,这类电解质称为难溶性强电解质。难溶性强电解质在水溶液中存在沉淀溶解平衡。对于 A_aB_b 型的难溶电解质:

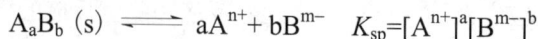

$$A_aB_b(s) \rightleftharpoons aA^{n+} + bB^{m-} \qquad K_{sp} = [A^{n+}]^a[B^{m-}]^b$$

K_{sp} 称为溶度积常数,简称溶度积。它反映了难溶电解质在水中的溶解能力。对于同类型的难溶电解质,溶度积越大,溶解度也越大。K_{sp} 表示难溶电解质达到沉淀溶解平衡时离子浓度幂次方的乘积。任意时刻溶液中离子浓度幂次方的乘积称为离子积 I_P。I_P 和 K_{sp} 的表达形式类似,但其含义不同。

当 $I_P = K_{sp}$ 时,沉淀与溶解达到平衡。

当 $I_P < K_{sp}$ 时,沉淀溶解。

当 $I_P > K_{sp}$ 时,沉淀析出。

以上三点称为溶度积规则,它是难溶电解质溶解沉淀平衡移动规律的总结,也是判断沉淀生成和溶解的依据。

三、实验器材及试剂

1. 器材 离心管,离心机,试管,刻度试管,试管夹,试管架,酒精灯,10ml 量筒,滴管,玻璃棒,烧杯。

2. 试剂 $0.1mol \cdot L^{-1}$ HCl,$2mol \cdot L^{-1}$ HCl,$6mol \cdot L^{-1}$ HNO_3,$0.1mol \cdot L^{-1}$ NaOH,$0.1mol \cdot L^{-1}$ HAc,$2mol \cdot L^{-1}$ HAc,$0.1mol \cdot L^{-1}$ $NH_3 \cdot H_2O$,$2mol \cdot L^{-1}$ $NH_3 \cdot H_2O$,$1mol \cdot L^{-1}$ NH_4Cl,$0.1mol \cdot L^{-1}$ NaCl,$0.1mol \cdot L^{-1}$ $MgCl_2$,Na_2S 饱和溶液,$0.1mol \cdot L^{-1}$ Na_2S,$0.01mol \cdot L^{-1}$ $Pb(Ac)_2$,$0.02mol \cdot L^{-1}$ KI,$0.1mol \cdot L^{-1}$ K_2CrO_4,$0.1mol \cdot L^{-1}$ $AgNO_3$,$Al_2(SO_4)_3$ 饱和溶液,Na_2CO_3 饱和溶液,NaAc(s),$NH_4Cl(s)$,$Fe(NO_3)_3 \cdot 9H_2O(s)$,锌粒(s),甲基橙指示剂,酚酞指示剂,pH 试纸。

四、实 验 步 骤

(一)强弱电解质溶液的比较

(1)取两支试管,一支中加入 1ml $0.1mol \cdot L^{-1}$ HCl,另一支中加入 1ml $0.1mol \cdot L^{-1}$ HAc,再各加入 1 滴甲基橙溶液,观察溶液的颜色。

(2)用 pH 试纸测试浓度均为 $0.1mol \cdot L^{-1}$ 的 HCl、HAc、NaOH 和氨水的 pH,并与计算值作比较。

(3)取两个试管,一支中加入 2ml 2mol · L^{-1} HAc,另一支中加入 2ml 2mol · L^{-1} HCl,再各加一粒锌粒,观察反应现象(剩余锌粒回收)。

(二)弱电解质的解离平衡和同离子效应

(1)在试管中加入 2ml 0.1mol · L^{-1} NH$_3$ · H$_2$O,再滴加一滴酚酞指示剂,观察溶液的颜色。将此溶液分盛于两支试管中,在一支试管中加入少量固体 NH$_4$Cl,摇荡使之溶解,观察溶液的颜色变化,并与另一支试管进行对照。

(2)在试管中加入约 2ml 0.1mol · L^{-1} HAc,再加一滴甲基橙指示剂,观察溶液的颜色。将此溶液分盛于两支试管中,在一支试管中加入少量固体 NaAc,摇荡使之溶解,观察溶液有何变化,并与另一支试管进行比较。

根据以上实验,总结同离子效应对弱电解质解离平衡和解离度的影响。

(三)盐类的水解

(1)试管中加入少量固体 NaAc,加水溶解后,滴加一滴酚酞溶液,观察溶液颜色。在小火上将溶液加热,观察颜色有什么变化?为什么?

(2)试管中加入少量固体 Fe(NO$_3$)$_3$ · 9H$_2$O,加 6ml 水溶解后,观察溶液颜色。将溶液分成 3 份:一份留作对照,另一份加几滴 6mol · L^{-1} HNO$_3$,第三份在小火上加热至沸,观察现象并作比较。加入 HNO$_3$ 或加热对水解平衡有何影响?解释之。

(3)取一支试管先加入饱和 Al$_2$(SO$_4$)$_3$ 溶液,再加入饱和 Na$_2$CO$_3$ 溶液,有何现象?设法证明产生的沉淀是 Al(OH)$_3$ 而不是 Al$_2$(CO$_3$)$_3$。

(四)溶度积规则

1. 沉淀的生成　试管中加入 2 滴 0.01mol · L^{-1} Pb(Ac)$_2$、2 滴 0.02mol · L^{-1} KI,振摇试管,观察并记录沉淀的生成和颜色。

2. 分步沉淀　在刻度试管中加入 3 滴 0.1mol · L^{-1} Na$_2$S 和 3 滴 0.1mol · L^{-1} K$_2$CrO$_4$,加水稀释到 3ml,混合均匀后,逐滴加入 0.1mol · L^{-1} AgNO$_3$,观察并记录沉淀的颜色变化,解释原因。

3. 沉淀的溶解　试管中加入 2ml 0.1mol · L^{-1} MgCl$_2$ 和数滴 2mol · L^{-1} NH$_3$ · H$_2$O,观察沉淀的生成,再逐滴加入 1mol · L^{-1} NH$_4$Cl,观察沉淀是否溶解,并说明原因。

向另一试管中加入 1ml 0.1mol · L^{-1} AgNO$_3$ 和 1ml 0.1mol · L^{-1} NaCl,观察沉淀的生成,再逐滴加入 2 mol · L^{-1} NH$_3$ · H$_2$O,观察沉淀是否溶解,并说明原因。

4. 沉淀的转化　离心管中加入 2ml 0.1mol · L^{-1} AgNO$_3$ 和 1ml 0.1mol · L^{-1} K$_2$CrO$_4$,水浴微热 1min,冷却后离心分离,弃去上层清液,再加入 1ml 蒸馏水洗涤沉淀,离心分离,弃去上层清液后加入 0.5ml 饱和 Na$_2$S 溶液,观察并记录实验现象,并说明原因。

五、注意事项

(1)pH 试纸的使用,把每条试纸撕成几片放于表面皿上,用洁净、干燥的玻棒蘸取少许溶液于试纸上，对比比色卡，记录 pH。

(2)实验结束后，务必将所使用的试管等玻璃仪器洗涤干净。

六、思 考 题

(1)同离子效应对弱电解质的解离度和难溶电解质的溶解度有何影响？

(2)影响水解的因素都有哪些？

(3)如何配制 $FeCl_3$、$SnCl_2$ 溶液？

实验二　缓冲溶液的配制与性质

一、目 的 要 求

(1)学习缓冲溶液的配制方法。

(2)加深对缓冲溶液性质的理解。

二、实 验 原 理

能抵抗外加少量强酸、强碱或有限稀释，而保持溶液 pH 基本不变的作用称为缓冲作用，具有缓冲作用的溶液称为缓冲溶液。缓冲溶液一般是由足够浓度、适当比例的共轭酸碱对组成。缓冲溶液的近似 pH 可用 Henderson-Hasselbalch 方程式计算：

$$pH = pK_a + lg\frac{[共轭碱]}{[共轭酸]}$$

若配制缓冲溶液时，所用共轭酸碱的浓度相同，上式可写为：

$$pH = pK_a + lg\frac{V_{共轭碱}}{V_{共轭酸}}$$

改变两者体积之比，可得到一系列 pH 不同的缓冲溶液。

缓冲能力的大小常用缓冲容量表示。缓冲容量与缓冲溶液的总浓度以及共轭酸碱对的缓冲比有关。缓冲比一定时，总浓度越大，则缓冲容量越大；总浓度一定时，缓冲比越接近于 1，缓冲容量越大。

三、实验器材及试剂

1. 器材　酸度计，10ml 吸量管，酸式滴定管，碱式滴定管，10ml 容量瓶或比色管，广泛 pH 试纸，精密 pH 试纸。

2. 试剂　$0.1mol \cdot L^{-1}$ NaAc，$1mol \cdot L^{-1}$ NaAc，$0.1mol \cdot L^{-1}$ HAc，$1mol \cdot L^{-1}$ HAc，$0.1mol \cdot L^{-1}$ NaOH，$0.1mol \cdot L^{-1}$ HCl，盐酸 pH，$0.05mol \cdot L^{-1}$ NaHCO$_3$，$1mol \cdot L^{-1}$ NaOH，甲基红指示剂。

四、实 验 步 骤

(一)缓冲溶液的配制

利用 Henderson-Hasselbalch 方程式计算配制 1# 缓冲溶液所需各组分的体积，通过查阅手册或本附录找出配制 2# 缓冲溶液所需各组分体积，数据填入表 2-2-1。根据表中用量配制缓冲溶液。配制 2# 缓冲溶液时，需准确量取所需体积的 $NaHCO_3$ 和 NaOH 溶液于 10ml 容量瓶或比色管中，稀释至刻度，摇匀。

表 2-2-1 缓冲溶液的配制

缓冲溶液	pH	组分体积/ml	实测 pH
1# (30ml)	4	$0.1mol \cdot L^{-1}$ HAc (　　) + $0.1mol \cdot L^{-1}$ NaAc (　　)	
2# (30ml)	10	$0.05mol \cdot L^{-1}$ $NaHCO_3$ (　　) + $0.1mol \cdot L^{-1}$ NaOH (　　)	

用酸度计测定 1# 和 2# 缓冲溶液 pH，并与理论值比较，分析实测值与理论值出现差别的原因。保留 1# 缓冲溶液备用。

(二)缓冲溶液的性质

取三支试管，各加入 2ml 1# 缓冲溶液，按照下表用量分别加入 $0.1\ mol \cdot L^{-1}$ HCl、0.1 $mol \cdot L^{-1}$ NaOH 和蒸馏水，摇匀后用 pH 试纸测量溶液的 pH；再取三支试管，分别加入 2ml pH=4 的盐酸溶液，按照下表用量分别加入酸、碱和水，摇匀后用 pH 试纸测量溶液的 pH。数据记入表 2-2-2 中，并加以对照，说明原因。

表 2-2-2 缓冲溶液的性质

	2 滴 $0.1mol \cdot L^{-1}$ HCl	2 滴 $0.1mol \cdot L^{-1}$ NaOH	2ml 蒸馏水
1# 缓冲溶液 (pH=4)			
盐酸 (pH=4)			

(三)缓冲容量的影响因素

(1)取两支试管，其一加入 $0.1mol \cdot L^{-1}$ HAc 和 $0.1mol \cdot L^{-1}$ NaAc 各 2ml，另一试管加入 $1mol \cdot L^{-1}$ HAc 和 $1mol \cdot L^{-1}$ NaAc 各 2ml，摇匀，判断两试管中溶液 pH 是否相同？向两试管中分别加入甲基红指示剂 2 滴，观察溶液颜色，然后逐滴加入 $1mol \cdot L^{-1}$ NaOH 至溶液变黄为止。记录各管所加 NaOH 溶液滴数并解释原因。

(2)在两支滴定管中分别装入 $0.1mol \cdot L^{-1}$ HAc 和 $0.1mol \cdot L^{-1}$ NaAc，按表 2-2-3 中用量配制 3# 和 4# 缓冲溶液，用酸度计测定 pH，记录于表 2-2-3 中。然后各加入 $0.1mol \cdot L^{-1}$ NaOH 溶液 2.00ml，混匀后再测 pH。比较两溶液 pH 变化并分析原因。

表 2-2-3 缓冲容量的影响

	缓冲溶液组成	V(HAc)∶V(NaAc)	pH	加碱后 pH	ΔpH
3#	15.00ml HAc + 15.00ml NaAc	1∶1			
4#	5.00ml HAc + 25.00ml NaAc	1∶5			

五、注 意 事 项

(1)配制溶液时应根据实验要求选择合适的量器。

(2)用试纸测定 pH 时，不能直接把 pH 试纸伸到待测液中，可将一小片 pH 试纸，放在洁净的表面皿或玻璃片上，用玻璃棒蘸取少许待测液，滴在 pH 试纸上，在半分钟内将试纸显示的颜色与标准比色卡对照，确定待测液 pH。

(3)用酸度计测定 pH 时，要注意电极的保护。

六、思 考 题

(1)通过实验，归纳缓冲溶液有哪些性质？

(2)缓冲溶液的 pH 由哪些因素决定？

(3)用 Henderson-Hasselbalch 方程式计算的 pH 为何是近似的？应怎样校正？

实验三 胶体的性质

一、目 的 要 求

(1)了解胶体的制备方法。

(2)进一步理解溶胶的光学性质和电学性质，掌握溶胶的聚沉规律。

(3)了解高分子溶液的某些性质。

二、实 验 原 理

分散相粒子直径在 1～100nm 的分散系称为胶体分散系。胶体分散系主要包括溶胶和高分子溶液。

溶胶的制备方法通常有分散法和凝聚法。分散法是把较大的溶质颗粒通过研磨法或超声波冲击法分散为胶体粒子；凝聚法是借助化学反应使溶质分子或离子聚集为胶体粒子。常用的凝聚法包括水解法和复分解反应法。例如，水解法制备 $Fe(OH)_3$ 溶胶，反应方程式如下：

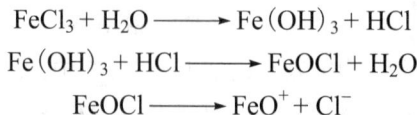

$$FeCl_3 + H_2O \longrightarrow Fe(OH)_3 + HCl$$
$$Fe(OH)_3 + HCl \longrightarrow FeOCl + H_2O$$
$$FeOCl \longrightarrow FeO^+ + Cl^-$$

$Fe(OH)_3$ 的胶核选择性的吸附 FeO^+ 而使胶粒带正电荷。又如，复分解法制备 AgI 溶胶：

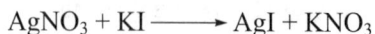

$$AgNO_3 + KI \longrightarrow AgI + KNO_3$$

AgI 胶粒带何种电荷取决于试剂的用量，若 $AgNO_3$ 过量，则胶粒吸附 Ag^+ 带正电荷；若 KI 过量，则胶粒吸附 I^- 带负电荷。

溶胶一般是由许多固态小分子、原子或离子的聚集体分散在液体介质中形成的系统。高度分散性、多相性是溶胶的基本特征。这些特征决定了溶胶的动力学、光学和电学性质：在显微镜下可以观察到溶胶粒子的布朗运动；溶胶可以产生丁达尔现象；在电场作用下，溶胶存在电泳和电渗现象。溶胶是热力学不稳定性系统，但胶粒带电和水化作用可使部分溶胶稳定存在。向溶胶中加入电解质中和胶粒所带的电荷，则可以使溶胶聚沉。电解质的聚沉能力主要由反离子引起，反离子价数越高，聚沉能力越强。

高分子溶液的分散相颗粒是单个大分子，为均相稳定系统，但因单个大分子已达胶粒的大小，故高分子溶液的某些性质又与溶胶相似。除此之外，高分子溶液还有不同于一般溶液和溶胶的其他特征：足量高分子对溶胶有保护作用；具有较高的渗透压；高浓度电解质可使高分子溶液发生盐析作用；两性高分子具有等电点。

三、实验器材及试剂

1. 器材 试管架及试管，石棉网，酒精灯，50ml 烧杯，10ml 量筒，50ml 量筒，滴管，玻璃棒，丁达尔效应装置，电泳装置，表面皿。

2. 试剂 $0.1mol \cdot L^{-1}$ $FeCl_3$，$0.1mol \cdot L^{-1}$ KI，$0.1mol \cdot L^{-1}$ $AgNO_3$，$0.1mol \cdot L^{-1}$ KNO_3，1%明胶溶液，蛋清溶液[①]，琼脂，$2.0mol \cdot L^{-1}$ KCl，$0.1mol \cdot L^{-1}$ K_2CrO_4，$0.1mol \cdot L^{-1}$ $K_3[Fe(CN)_5]$，$0.1mol \cdot L^{-1}$ $(NH_4)_2SO_4$，饱和 $(NH_4)_2SO_4$ 溶液。

四、实 验 步 骤

(一) 溶胶的制备与性质

1. 制备 Fe(OH)$_3$ 溶胶 将 20ml 蒸馏水置于 50ml 烧杯中，加热至沸，边搅拌边逐滴加入 $0.1mol \cdot L^{-1}$ $FeCl_3$ 溶液 3ml，继续煮沸 1~2min，观察溶液颜色变化。保留溶胶供下面实验使用。

2. 制备 AgI 溶胶 量取 $0.025mol \cdot L^{-1}$ KI 溶液 20ml，置入 50ml 烧杯中，边搅拌边逐滴加入 $0.025mol \cdot L^{-1}$ $AgNO_3$ 溶液 10ml，观察溶液颜色变化。保留溶胶供下面实验使用。

3. 观察丁达尔现象[②] 将制得 Fe(OH)$_3$ 溶胶倒入试管中，然后放入丁达尔效应箱内观察有无乳光现象。改用 $0.1mol \cdot L^{-1}$ $FeCl_3$ 溶液做同样的实验，观察有无乳光现象。

4. 电泳 将制得的 AgI 溶胶加入电泳装置的 U 形管中，并在管的两边沿管壁小心地加入等量 1~2ml $0.01mol \cdot L^{-1}$ KNO_3，使溶胶与无色 KNO_3 溶液之间有清晰的界面(界面不清要重做)，并且保持两侧 KNO_3 溶液的高度相同，将电极插入 KNO_3 溶液中，接通电源，电泳 40min，观察现象，根据溶胶移动方向，判断 AgI 胶粒所带电荷。

5. 溶胶的聚沉 取三支试管，各加入 1ml Fe(OH)$_3$ 溶胶，然后再分别逐滴加入 $2.0mol \cdot L^{-1}$ KCl、$0.01mol \cdot L^{-1}$ K_2CrO_4 和 $0.01mol \cdot L^{-1}$ $K_3[Fe(CN)_5]$ 溶液至溶液刚出现混浊为止，记录加入的电解质溶液的体积，判断胶粒所带电荷和电解质的聚沉能力。

---

①蛋清溶液的配制：用新鲜鸡蛋清与水按 1:10 体积比混合即得。
②若 Fe(OH)$_3$ 溶胶的丁达尔现象不明显，可滴加 1mol · L^{-1} 氨水调节 pH=3~4，或加水稀释。

另取一支试管，加入 1ml AgI 溶胶，然后逐滴加入 $Fe(OH)_3$ 溶胶，并不断振荡，观察现象并解释原因。

再取一支试管，加入 2ml AgI 溶胶，加热至沸，观察现象并解释原因。

(二)高分子溶液的性质

1. 高分子溶液的凝胶作用　在烧杯中加入 30ml 蒸馏水，盖上表面皿，加热至沸，在沸水中加入约 0.06g 琼脂，用玻璃棒搅拌，完全溶解后，静置冷却，即得凝胶。

2. 蛋白质溶液的盐析作用　在一支大试管中，加入 1ml 蛋清溶液，逐滴加入饱和 $(NH_4)_2SO_4$ 溶液，直至析出沉淀，然后加入 5~6ml 蒸馏水，观察沉淀是否溶解，并解释原因。

3. 高分子溶液对溶胶的保护作用　取两支试管，各加入 2ml $Fe(OH)_3$ 溶胶，然后在一支试管中加入 1ml 蒸馏水，另一支试管中加入 1ml 1%明胶溶液，摇匀后，向第一支试管中逐滴加入 $0.01mol \cdot L^{-1}$ $(NH_4)_2SO_4$ 溶液，加到刚出现混浊为止，记下加入 $(NH_4)_2SO_4$ 溶液的滴数。于第二支试管中滴入相同滴数的 $0.01mol \cdot L^{-1}$ $(NH_4)_2SO_4$ 溶液，观察有无沉淀，并加以解释。

4. 敏化作用　取两支试管各加入 2ml AgI 溶胶，然后往一支试管中加入 2 滴 1%明胶溶液，往另一支试管中加入 2 滴蒸馏水，摇匀。而后，分别向两支试管中滴加 $0.01mol \cdot L^{-1}$ KNO_3 溶液，记录溶液开始聚沉所消耗的 KNO_3 溶液滴数，比较聚沉现象并加以解释。

五、注意事项

制备氢氧化铁胶体时，保持沸腾 1~2min，时间不能过长，因为温度升高，胶粒的运动速度加快，且吸附的离子数减少，容易相互聚沉而形成 $Fe(OH)_3$ 沉淀。

六、思考题

(1)溶胶稳定存在的原因是什么？使溶胶聚沉的措施有哪些？

(2)溶胶与高分子溶液有何异同点？

(3)在 $AgNO_3$ 过量时制备的 AgI 溶胶，能否与 $Fe(OH)_3$ 溶胶相互聚沉？

实验四　氧化还原反应与电极电位

一、实验目的

(1)理解电极电位产生的原因和影响因素。

(2)了解浓度、酸度、温度、催化剂对氧化还原反应的方向、产物、速度的影响。

(3)通过实验了解原电池的设计及组成。

二、实 验 原 理

氧化剂、还原剂的氧化和还原能力的强弱，可根据它们的电极电位的相对大小来判断：电极电位越大，则电对中氧化态的氧化能力越强；电极电位越小，则电对中还原态的还原能力越强。较强的氧化剂可以和较强还原剂反应，即电极电势高的电对的氧化态可以和电极电势低的电对的还原态发生正向反应。电极电位的大小与电对的性质、温度、浓度等因素有关。298.15K 时，电极电位φ的能斯特(Nernst)方程式为

$$氧化态 + ne \rightleftharpoons 还原态$$

$$\varphi = \varphi^{\ominus} - \frac{RT}{nF}\ln\frac{[还原态]}{[氧化态]}$$

298.15K 时，为

$$\varphi = \varphi^{\ominus} - \frac{0.05916}{n}\lg\frac{[还原态]}{[氧化态]}$$

其中，$\varphi^{\ominus}$为标准电极电位，[氧化态]、[还原态]分别表示氧化态一侧各物质浓度幂次方的乘积与还原态一侧各物质浓度幂次方的乘积。

由能斯特方程式可知，电对中氧化态以及还原态浓度的变化均能引起电极电位的改变。对于含氧酸根离子参加的氧化还原反应，常有H^+参与，酸度的改变，可使电对的电极电势以及电对的氧化还原能力发生变化。沉淀剂、配位剂或其他氧化还原剂的存在，也能够改变溶液中某种离子的浓度，从而引起电极电位的变化，甚至导致反应方向和产物的变化。

三、实验器材及试剂

1. 器材 试管，烧杯，伏特计，U 形管，电极(锌片、铜片、铁片、碳棒)，水浴锅，导线，鳄鱼夹，砂纸。

2. 试剂 $1mol \cdot L^{-1}$ HNO_3，$2mol \cdot L^{-1}$ HAc，$2mol \cdot L^{-1}$ H_2SO_4，$0.1mol \cdot L^{-1}$ $H_2C_2O_4$，$6mol \cdot L^{-1}$ NaOH，$0.5mol \cdot L^{-1}$ $ZnSO_4$，$0.5mol \cdot L^{-1}$ $CuSO_4$，$0.1mol \cdot L^{-1}$ KI，$0.1mol \cdot L^{-1}$ $AgNO_3$，$0.1mol \cdot L^{-1}$ KBr，$0.1mol \cdot L^{-1}$ $FeCl_3$，$0.1mol \cdot L^{-1}$ $FeSO_4$，$1mol \cdot L^{-1}$ $FeSO_4$，$0.5mol \cdot L^{-1}$ $K_2Cr_2O_7$，$0.01mol \cdot L^{-1}$ $KMnO_4$，$0.1mol \cdot L^{-1}$ Na_2SO_3，$0.1mol \cdot L^{-1}$ $MnSO_4$，$0.1mol \cdot L^{-1}$ KSCN，I_2水，Br_2水，CCl_4，固体$(NH_4)_2S_2O_8$，饱和 KCl，浓硝酸，浓$NH_3 \cdot H_2O$，锌粒，琼脂。

四、实 验 步 骤

(一)氧化还原反应与电极电位的关系

(1)在试管中加入 $0.5 ml \cdot L^{-1}$ 的 KI 溶液和 4 滴 $0.1mol \cdot L^{-1}$ 的$FeCl_3$溶液，混匀后加入 0.5ml CCl_4，充分振荡，观察CCl_4层颜色有何变化？

(2)用 $0.1mol \cdot L^{-1}$ 的 KBr 溶液代替 KI 溶液进行同样实验，观察CCl_4层是否有Br_2的橙红色？

（3）在两支试管中分别加入 0.5ml 0.1mol·L^{-1} 的 $FeSO_4$ 溶液，在一支试管中加入数滴 Br_2 水，另一支试管中加入 I_2 水，观察有何现象？再各加入 1 滴 0.1mol·L^{-1} KSCN 溶液，又有何现象？

根据以上实验事实，比较 Br_2/Br^-、I_2/I^-、Fe^{3+}/Fe^{2+} 三个电对电极电位的相对高低，指出哪个物质是最强的氧化剂，哪个物质是最强的还原剂，并说明电极电位和氧化还原反应的关系。

（二）影响电极电位的因素

（1）在两只 50ml 烧杯中，分别加入 20ml 0.5mol·L^{-1} $ZnSO_4$ 溶液和 20ml 0.5mol·L^{-1} $CuSO_4$ 溶液。在 $ZnSO_4$ 溶液中插入 Zn 片，在 $CuSO_4$ 溶液中插入 Cu 片，用导线将 Zn 片和 Cu 片分别与伏特计的负极和正极相连，用盐桥[①]连通两个烧杯中的溶液，测量两电极间的电位差（图 2-4-1）。

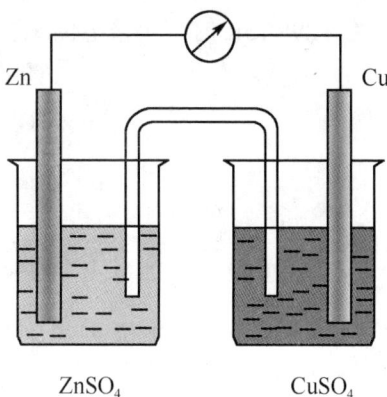

图 2-4-1 原电池

取出盐桥，在 $CuSO_4$ 溶液中滴加浓 $NH_3·H_2O$ 并不断搅拌，至生成的沉淀溶解形成深蓝色溶液，放入盐桥，观察两极间电位差有何变化，并加以解释。

再次取出盐桥，在 $ZnSO_4$ 溶液中加入浓 $NH_3·H_2O$ 并不断搅拌，至生成的沉淀完全溶解后放入盐桥，观察两极间电位差有何变化，并加以解释。

（2）取两只 50ml 烧杯，一只烧杯中注入 20ml 1mol·L^{-1} $FeSO_4$ 溶液，插入 Fe 片，另一只烧杯中注入 20ml 0.5mol·L^{-1} 的 $K_2Cr_2O_7$ 溶液，插入碳棒。将 Fe 片和碳棒通过导线分别与伏特计负极、正极相连，两烧杯溶液用另一个盐桥连通，测量两极间电位差。

向盛有 $K_2Cr_2O_7$ 的溶液中，慢慢滴加 1mol·L^{-1} H_2SO_4 溶液，观察电位差有何变化？再往 $K_2Cr_2O_7$ 溶液中逐滴加入 6mol·L^{-1} NaOH 溶液，观察电位差又有什么变化？说明原因。

（三）浓度和酸度对氧化还原产物和方向的影响

（1）取两支试管，各盛一粒锌粒，分别加入 2ml 浓 HNO_3 和 1mol·L^{-1} HNO_3，观察所发生的现象。写出有关反应式。

（2）在试管中加入 1ml 0.1mol·L^{-1} $FeCl_3$ 和 1ml 0.1mol·L^{-1} KI 溶液，混合均匀后，加入 0.5ml CCl_4，充分振荡，观察 CCl_4 层颜色。然后加入 1ml 3mol·L^{-1} NaF 溶液，充分振荡，观察 CCl_4 层颜色有何变化？解释原因。

（3）在三支试管中，各加入 0.5ml 0.1mol·L^{-1} Na_2SO_3 溶液，再分别加入 1mol·L^{-1}

---

①盐桥制作：烧杯中加入 3g 琼脂和 97ml 蒸馏水，在水浴上加热至完全溶解。然后加入 30g 固体 KCl 充分搅拌，待 KCl 完全溶解后，趁热将溶液倒入已事先弯好的玻璃管中，静置待琼脂凝结后便可使用。多余的琼脂-饱和 KCl 溶液存入磨口试剂瓶，使用时可重新加热。

H_2SO_4、蒸馏水、$6mol \cdot L^{-1}$ NaOH 溶液各 0.5ml，摇匀后，往三支试管中加入几滴 $0.01mol \cdot L^{-1}$ $KMnO_4$ 溶液。观察反应产物有何不同？写出有关反应式。

(四)酸度、温度和催化剂对氧化还原反应速度的影响

1. 酸度的影响 在两支各盛有 1ml $0.1mol \cdot L^{-1}$ KBr 溶液的试管中，分别加入 $3mol \cdot L^{-1}$ H_2SO_4 和 $3mol \cdot L^{-1}$ HAc 溶液 0.5ml，然后往两支试管中各加入 2 滴 $0.01mol \cdot L^{-1}$ 的 $KMnO_4$ 溶液。观察并比较两支试管中紫红色褪色的快慢。写出反应式并解释之。

2. 温度的影响 在两支试管中分别加入 1ml $0.1mol \cdot L^{-1}$ $H_2C_2O_4$、5 滴 $1mol \cdot L^{-1}$ H_2SO_4 和 1 滴 $0.01mol \cdot L^{-1}$ $KMnO_4$ 溶液，摇匀，将其中一支试管放入 80℃ 水浴中加热，另一支不加热，观察两支试管褪色的快慢。写出反应式并解释之。

3. 催化剂的影响 在两支试管中分别加入 2 滴 $0.1mol \cdot L^{-1}$ $MnSO_4$、2ml $3mol \cdot L^{-1}$ H_2SO_4 和少许 $(NH_4)_2S_2O_8$ 固体，振摇使其溶解。然后往其中一支试管中加入 2～3 滴 $0.1mol \cdot L^{-1}$ $AgNO_3$，另一支试管微热，比较两支试管反应现象有何不同？说明原因。

五、注 意 事 项

(1)电极 Cu 片、Zn 片及导线头必须用砂纸打磨干净，若接触不良，会影响伏特计读数。
(2)$FeSO_4$ 和 Na_2SO_3 必须现用现配。

六、思 考 题

(1)通过本次实验，归纳影响电极电位的因素。
(2)为什么 $K_2Cr_2O_7$ 能氧化浓 HCl 中的 Cl^- 离子，而不能氧化浓度比 HCl 大得多的 NaCl 浓溶液中的 Cl^- 离子？
(3)两电对的电极电位值相差越大，反应是否进行得越快？怎样用实验证明所得结论？

实验五 配位化合物的性质

一、目 的 要 求

(1)掌握配合物的生成及配离子与简单离子的区别。
(2)比较配离子的稳定性。
(3)了解配位平衡与沉淀反应、氧化还原反应和溶液酸度的关系。

二、实验器材及试剂

1. 器材 1ml 吸量管，试管，滴板。
2. 试剂 $0.1 mol \cdot L^{-1}$ $K_3[Fe(CN)_6]$，$0.1mol \cdot L^{-1}$ $FeCl_3$，$0.1mol \cdot L^{-1}$ KSCN，$0.1mol \cdot L^{-1}$

$NiSO_4$，$2mol \cdot L^{-1} NH_3 \cdot H_2O$，$0.1mol \cdot L^{-1} CuSO_4$，$0.1mol \cdot L^{-1} NaOH$，$0.1mol \cdot L^{-1} AgNO_3$，$0.1mol \cdot L^{-1} NH_3 \cdot H_2O$，$0.1mol \cdot L^{-1} KI$，$1mol \cdot L^{-1} Na_2S_2O_3$，$0.1mol \cdot L^{-1} NaCl$，$0.1mol \cdot L^{-1} Pb(NO_3)_2$，$0.1mol \cdot L^{-1}$ EDTA，$0.5mol \cdot L^{-1} K_2CrO_4$，$0.1mol \cdot L^{-1} NaF$，$3mol \cdot L^{-1} H_2SO_4$，$0.1mol \cdot L^{-1}$ 丁二酮肟，CCl_4，饱和水杨酸溶液。

三、实验原理

　　金属离子或原子与一定数目的阴离子或中性分子以配位键结合形成的复杂离子叫配离子，含有配离子的化合物叫配位化合物，简称配合物。金属离子或原子位于配离子的几何中心，称为中心原子；与中心原子以配位键结合的中性分子或离子叫配位体；直接向中心原子提供孤电子对的原子称为配位原子。根据配位体所含配位原子的多少可将其分为单齿配体和多齿配体。中心原子与多齿配体形成的环状配合物称为螯合物，螯合物较一般配合物稳定，这种作用称为螯合效应。

　　配离子在溶液中能或多或少地解离成简单离子，并在一定条件下达到配位平衡。配离子的稳定性用配位平衡常数 K_s 表示，也常用其对数值 $\lg K_s$ 表示。同种类型的配离子的稳定性可直接根据 K_s 值大小判断，K_s 值越大，表明配离子越稳定，解离的趋势越小。例如：$[Ag(NH_3)_2]^+$、$[Ag(S_2O_3)_2]_3^-$、$[Ag(CN)_2]^-$ 的 $\lg K_s$ 分别为 7.05、13.46 和 21.10，则配离子的稳定性为：$[Ag(CN)_2]^- > [Ag(S_2O_3)_2]^{3-} > [Ag(NH_3)_2]^+$。

　　与其他化学平衡一样，改变条件，配位平衡将发生移动。溶液的酸度、沉淀剂、氧化剂或还原剂以及其他配位体，都有可能引起配位平衡的移动。

四、实验步骤

(一)配离子与简单离子的区别

　　(1)取两支试管，一支中加入 5 滴 $0.1mol \cdot L^{-1} FeCl_3$，另一支加入 5 滴 $0.1mol \cdot L^{-1} K_3[Fe(CN)_6]$，然后分别加入 2 滴 $0.1mol \cdot L^{-1} KSCN$，观察现象，并写出反应式。

　　(2)取两支试管，各加入 1ml $0.1mol \cdot L^{-1} NiSO_4$。在一支试管中逐滴加入 $2mol \cdot L^{-1} NH_3 \cdot H_2O$，边滴加边振荡，待生成的沉淀溶解后，再继续滴加 2~3 滴 $2mol \cdot L^{-1} NH_3 \cdot H_2O$。然后向两支试管中各加入 3 滴 $0.1mol \cdot L^{-1} NaOH$，观察现象，并写出反应式。

(二)配合物的生成

　　(1)在试管中加入 1ml $0.1mol \cdot L^{-1} CuSO_4$，逐滴加入 $2mol \cdot L^{-1} NH_3 \cdot H_2O$，开始生成蓝色沉淀时，继续滴加 $2mol \cdot L^{-1} NH_3 \cdot H_2O$ 直至沉淀溶解，观察现象并解释。保存此溶液备用。

　　(2)在一支试管中加入 3 滴 $0.1mol \cdot L^{-1} FeCl_3$，然后加入 5 滴饱和水杨酸，观察有色螯合物的生成。

　　(3)在点滴板的一个穴位上滴加 $0.1mol \cdot L^{-1} NiSO_4$、$0.1mol \cdot L^{-1} NH_3 \cdot H_2O$ 和 $0.1mol \cdot L^{-1}$ 丁二酮肟各 1 滴，观察现象，写出反应式。

(三)配位平衡的移动

1. 沉淀平衡的影响　在试管中加入 10 滴 0.1mol·L^{-1} AgNO$_3$，逐滴加入 0.1mol·L^{-1} NaCl，生成白色沉淀，然后加入 2mol·L^{-1} NH$_3$·H$_2$O 至沉淀溶解后，将溶液分装在两支试管中，在一支试管中滴加 2 滴 0.1mol·L^{-1} NaCl，在另一支试管中滴加 2 滴 0.1mol·L^{-1} KI，观察现象，写出反应式。

2. 氧化还原平衡的影响　取两支试管，分别加入 2 滴 0.1mol·L^{-1} FeCl$_3$，其中一支试管滴加 3 滴 0.1mol·L^{-1} KI，再加入 1ml CCl$_4$ 振荡后，观察 CCl$_4$ 层颜色，写出反应式。另一支试管中滴加 0.1mol·L^{-1} NaF，至溶液变为无色，再加入 3 滴 0.1mol·L^{-1} KI 和 1ml CCl$_4$ 后充分振摇，静置，观察 CCl$_4$ 层颜色，写出反应式。

3. 酸碱平衡的影响　将实验步骤(二)1 中制得的深蓝色溶液分置于两支试管中，其中一支作为对照，向另一支试管中边振荡边滴加 3mol·L^{-1} H$_2$SO$_4$，生成浅蓝色沉淀后，继续加入 6mol·L^{-1} H$_2$SO$_4$ 至沉淀溶解，观察现象，并比较两支试管的颜色有无改变。

4. 其他配位平衡的影响　取两支试管，均加入 2 滴 0.1mol·L^{-1} FeCl$_3$ 和 6 滴 0.1mol·L^{-1} KSCN，其中一支试管中加入 1ml 0.1mol·L^{-1} NaF，另一支试管中加入 1ml 蒸馏水对照，观察两支试管的颜色，解释现象并写出反应式。

(四)配离子的稳定性

取两支试管，各加入 2 滴 0.1mol·L^{-1} AgNO$_3$，其中一支试管加 10 滴 2mol·L^{-1} NH$_3$·H$_2$O，另一支试管加入 10 滴 1mol·L^{-1} Na$_2$S$_2$O$_3$，充分振荡，然后各加入 2 滴 0.1mol·L^{-1} KI，记录并解释现象。

(五)配合物的掩蔽作用

取两支小试管，各加入 2 滴 0.1mol·L^{-1} Pb(NO$_3$)$_2$。于一支试管中加入 6 滴 0.1mol·L^{-1} EDTA，另一支试管中加 6 滴蒸馏水，然后各加入 2 滴 0.5mol·L^{-1} K$_2$CrO$_4$，观察两支试管中所产生的现象并解释。

五、注 意 事 项

(1)实验中所需仪器必须用蒸馏水洗涤干净。
(2)本实验所需试剂种类多，取用试剂时勿将滴管放错试剂瓶。
(3)实验结束后须将实验中所需仪器洗涤干净。

六、思 考 题

(1)配离子与简单离子的性质有何差别？如何用实验方法证明？
(2)向 NiSO$_4$ 溶液中滴加 NH$_3$·H$_2$O，为什么会发生颜色变化？加入丁二酮肟又有何变化？说明了什么？
(3)在 FeCl$_3$ 与 KI 的反应中，为什么需要加 CCl$_4$？

(4) 总结本实验中所观察到的现象，说明哪些因素影响配位平衡？

(5) 已知$[Ag(CN)_2]^-$的稳定常数大于$[Ag(S_2O_3)_2]^{3-}$，如果向$[Ag(S_2O_3)_2]^{3-}$溶液中加入 KI 溶液无沉淀生成，那么向$[Ag(CN)_2]^-$溶液中加入 KI 溶液是否有 AgI 沉淀生成？

实验六 部分无机离子的性质

一、目 的 要 求

(1) 掌握生物体中常见离子的化学性质和鉴定方法。

(2) 了解生物体中常见离子的生理功能。

二、实 验 原 理

生物体中维持生命活动所必需的元素称为生命元素。目前科学家们认为，人体中生命元素有 25 种，其中非金属元素 12 种，金属元素 13 种。按其在人体中的含量高低，分为常量元素和微量元素。常量元素指含量占人体总质量 0.01 以上的元素，含量顺序为：O、C、H、N、Ca、P、S、K、Na、Cl、Mg 和 Si，这 12 种元素共占人体总质量的 99.95。微量元素指占人体总质量 0.01 以下的元素，含量顺序为：Fe、F、Zn、Cu、Br、V、Cr、Mn、I、Se、Sn、Mo、Co 等 13 种。随着研究的深入和微量分析技术的提高，这个数目可能还会扩大。生命元素在生命活动中的作用是十分重要的。例如，C、H、O、N、S、P 是组成蛋白质、脂肪、碳水化合物和核糖核酸的结构基础。Na、K 和 Cl 的主要功能是调节体液的渗透压和酸碱平衡，参与神经信息的传递过程。Ca 和 P 是骨骼、牙齿和细胞壁形成时的必要结构成分(如磷灰石等)。Si 则是骨骼、软骨形成的初期阶段所必需的组分。Mg 在物质代谢及神经系统中起着不可替代的作用。Fe 最重要的生物功能之一是充当电子传递体。Cr 与改善动脉粥样硬化和改善糖尿病有关。Cu、Zn、Mn、Mo 和 Se 等微量元素在体内则主要是以酶的辅基、辅助因子或酶的激活剂等形式发挥生理功能。

无机离子的定性鉴别主要依据其与某些试剂发生反应，根据反应现象(如颜色变化，沉淀，放出气体等)进行。但是，当混合溶液中含有多种离子时，可能同时有几种离子均与试剂发生反应，此时，需要注意干扰离子的掩蔽。本实验主要介绍生物体中几种常见离子的重要化学性质及鉴别方法。

1. NH_4^+的性质 NH_4^+ 与 Nessler 试剂($K_2[HgI_4]$ + KOH)反应生成红棕色沉淀。若溶液中有 Fe^{3+}、Cr^{3+}、Co^{2+}、Ni^{2+}等离子，也能与 KOH 反应生成深色的氢氧化物沉淀，会干扰 NH_4^+的鉴定。因此，可在待鉴液中加入 NaOH 溶液，微热，用滴有 Nessler 试剂的滤纸条检验逸出的氨气。氨气与 Nessler 试剂作用，滤纸条上将出现红棕色斑点。

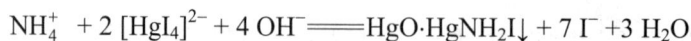

$$NH_4^+ + 2[HgI_4]^{2-} + 4OH^- \longrightarrow HgO \cdot HgNH_2I \downarrow + 7I^- + 3H_2O$$

2. K^+的性质 在中性或者弱酸性介质中，K^+ 与 $Na_3[Co(NO_2)_6]$(亚硝酸钴钠)反应可生成黄色结晶型沉淀。NH_4^+ 也能与 $Na_3[Co(NO_2)_6]$反应生成橙色沉淀干扰 K^+的鉴定。故可在水浴中加热 2 min，以使 NH_4^+的橙色沉淀完全分解。另外，溶液中的 Fe^{3+}、Cu^{2+}、Co^{2+}、

Ni^{2+}等有色离子也会形成干扰，需先除去。

$$2K^+ + Na^+ + [Co(NO_2)_6]^{3-} \Longrightarrow K_2Na[Co(NO_2)_6]\downarrow$$

3. Na⁺的性质 在中性或者稀 HAc 介质中，Na^+与 $Zn(Ac)_2 \cdot UO_2(Ac)_2$（乙酸铀酰锌）反应可生成淡黄色结晶型沉淀。如有其他金属离子干扰，可加 EDTA 配位掩蔽。

$$Na^+ + Zn^{2+} + 3UO_2^{2+} + 9Ac^- + 9H_2O \Longrightarrow NaAc \cdot Zn(Ac)_2 \cdot 3UO_2(Ac)_2 \cdot 9H_2O\downarrow$$

4. Mg²⁺的性质 在碱性介质中，Mg^{2+}与镁试剂 I（对硝基苯偶氮间苯二酚）反应生成蓝色螯合物沉淀。有些能生成深色氢氧化物沉淀的金属离子对鉴定有干扰，可加 EDTA 配位掩蔽。

5. Ca²⁺的性质 在弱酸性条件下，Ca^{2+}和草酸铵$(NH_4)_2C_2O_4$试剂生成白色沉淀。

$$Ca^2 + C_2O_4^{2-} \Longrightarrow CaC_2O_4\downarrow（白）$$

6. Sn²⁺的性质 $SnCl_2$ 溶液中的 $Sn(II)$ 主要以 $SnCl_4^{2-}$ 的形式存在，$SnCl_4^{2-}$ 与适量的 $HgCl_2$ 反应生成白色沉淀。

$$SnCl_6^{2-} + 2HgCl_2 \Longrightarrow SnCl_6^{2-} + Hg_2Cl_2\downarrow$$

7. Cr³⁺的性质 在碱性介质中，Cr^{3+}可被 H_2O_2 或者 Na_2O_2 氧化为 CrO_4^{2-}；加 HNO_3 酸化后，溶液由黄色变为橙色；在含有 $Cr_2O_7^{2-}$ 的酸性溶液中，加入戊醇（或者乙醚）和少量 H_2O_2，控制溶液 pH = 2~3 并振摇后，戊醇层显蓝色$(CrO(O_2)_2)$，若 pH < 1，则溶液变为蓝绿色(Cr^{3+})。相关反应为：

$$2[Cr(OH)_4]^- + 3H_2O_2 + 2OH^- \Longrightarrow 2CrO_4^{2-} + 8H_2O$$

$$2CrO_4^{2-} + 2H^+ \Longrightarrow Cr_2O_7^{2-} + H_2O$$

$$Cr_2O_7^{2-} + 4H_2O_2 + 2H^+ \Longrightarrow 2CrO(O_2)_2 + 5H_2O$$

$$4CrO(O_2)_2 + 12H^+ \Longrightarrow 4Cr^{3+} + 7O_2 + 6H_2O$$

8. Mn²⁺的性质 在稀 HNO_3 或者稀 H_2SO_4 介质中，Mn^{2+}可被氧化为紫红色 MnO_4^-。

$$2Mn^{2+} + 5NaBiO_3 + 14H^+ \Longrightarrow 2MnO_4^- + 5Bi^{3+} + 5Na^+ + 7H_2O$$

9. Fe²⁺的性质 当溶液的 pH < 7 时，Fe^{2+}与 $K_3[Fe(CN)_6]$溶液反应，生成深蓝色沉淀（滕氏蓝）。此沉淀能被强碱分解，生成红棕色 $Fe(OH)_3$ 沉淀。

$$3Fe^{2+} + 2[Fe(CN)_6]^{3-} \Longrightarrow Fe_3[Fe(CN)_6]_2\downarrow$$

10. Fe³⁺的性质 Fe^{3+}与 $K_4[Fe(CN)_6]$溶液反应生成蓝色沉淀（普鲁士蓝）。

$$4Fe^{3+} + 3[F(CN)_6]^{4-} \Longrightarrow Fe_4[Fe(CN)_6]_3\downarrow$$

11. Co²⁺的性质 在中性或者微酸性溶液中，Co^{2+}与 KSCN 反应可生成蓝色 $[Co(SCN)_4]^{2-}$。该离子在水溶液中不稳定，但在丙酮溶液中可稳定存在。Fe^{3+}的干扰可加 NaF 掩蔽。

$$Co^{2+} + 4SCN^- \Longrightarrow [Co(SCN)_4]^{2-}$$

12. Ni²⁺的性质 在弱碱性溶液中，Ni^{2+}与丁二酮肟（HDMG）作用，生成鲜红色的螯合物沉淀。

13. Cu²⁺的性质 在中性或者微酸性溶液中，Cu^{2+}与 $K_4[Fe(CN)_6]$溶液反应生成红棕色沉淀。该沉淀难溶于稀盐酸、乙酸和稀氨水中，但是易溶于浓氨水中，且该沉淀易被 NaOH

转化为 $Cu(OH)_2$。Fe^{3+} 的干扰可加 NaF 掩蔽。

$$2Cu^{2+} + [Fe(CN)_6]^{4-} = Cu_2[Fe(CN)_6]\downarrow$$

$$Cu_2[Fe(CN)_6] + 8NH_3 = 2Cu(NH_3)_4^{2+} + [Fe(CN)_6]^{4-}$$

$$Cu_2[Fe(CN)_6] + 4OH^- = 2Cu(OH)_2\downarrow + [Fe(CN)_6]^{4-}$$

14. CO_3^{2-} 的性质 将溶液酸化，产生的 CO_2 能使得澄清的石灰水溶液变浑浊。SO_3^{2-} 有干扰，可在酸化前加入 H_2O_2 溶液，使得 SO_3^{2-} 氧化为 SO_4^{2-}。

$$CO_3^{2-} + 2H^+ = H_2CO_3 = H_2O + CO_2\uparrow$$

$$CO_2 + Ca(OH)_2 = CaCO_3\downarrow + H_2O$$

15. NO_3^- 的性质 在浓 H_2SO_4 条件下，NO_3^- 与 $FeSO_4$ 溶液反应生成棕色的 $[Fe(NO)]SO_4$。该物质在浓 H_2SO_4 与试液层界面处生成，呈棕色环状，故称棕色环法。Br^-，I^- 等会形成干扰，可加 $AgNO_3$ 溶液，使之生成沉淀后分离除去。

$$3Fe^{2+} + NO_3^- + 4H^+ = 3Fe^{3+} + NO\uparrow + 2H_2O$$

$$Fe^{2+} + NO = [Fe(NO)]^{2+}$$

16. PO_4^{3-} 的性质 在酸性条件下，PO_4^{3-} 与 $(NH_4)_2MoO_4$ 溶液反应，生成黄色沉淀。若溶液中同时有 S^{2-}，SO_3^{2-}，$S_3O_3^{2-}$ 等还原性离子存在，会使 $Mo(Ⅵ)$ 还原成低价态化合物，故需要先加 HNO_3，并于水浴中加热，除去这些干扰离子。

$$PO_4^{3-} + 3NH_4^+ + 12MoO_4^{2-} + 24H^+ = (NH_4)_3PO_4 \cdot 12MoO_3 \cdot 6H_2O\downarrow + 6H_2O$$

17. SO_4^{2-} 的性质 SO_4^{2-} 可与 Ba^{2+} 反应生成白色沉淀。若溶液中同时有 CO_3^{2-}，SO_3^{2-} 等离子存在，会形成干扰，可先将溶液酸化，除去这些干扰离子。

18. Br^- 的性质 Br^- 与适量 Cl_2 水反应生成游离的 Br_2 单质，溶液呈橙红色，再加入 CCl_4，有机相显红棕色，水相无色。如果 Cl_2 水过量，则生成 $BrCl$，呈淡黄色。

19. I^- 的性质 I^- 与适量 Cl_2 水反应生成游离的 I_2 单质，加入 CCl_4，有机相显紫红色。如果 Cl_2 水过量，则生成 IO_3^-，颜色消失。如果溶液中同时存在 Br^-，因为 I^- 的还原性比 Br^- 强，故 I^- 先被氧化，CCl_4 层呈紫红色。继续加入 Cl_2 水，Br^- 被氧化成 Br_2 单质，而 I^- 被氧化成 IO_3^-，此时，CCl_4 层的紫红色消失，变为红棕色。

三、实验器材及试剂

1. 器材 试管，带有导管的试管，滴管，点滴板，滤纸，离心机，加热套，玻璃棒。

2. 试剂

（1）各种试液：NH_4^+，K^+，Na^+，Mg^{2+}，Ca^{2+}，Sn^{2+}，Cr^{3+}，Mn^{2+}，Fe^{2+}，Fe^{3+}，Co^{2+}，Ni^{2+}，Cu^{2+}，CO_3^{2-}，NO_3^-，PO_4^{3-}，SO_4^{2-}，Br^- 和 I^- 的混合试液。

（2）$2mol \cdot L^{-1}$ HCl，$2mol \cdot L^{-1}$ HNO_3，$6mol \cdot L^{-1}$ HNO_3，浓 HNO_3，$2mol \cdot L^{-1}$ H_2SO_4，$2mol \cdot L^{-1}$ HAc，$2mol \cdot L^{-1}$ 氨水，$2mol \cdot L^{-1}$ $NaOH$，$0.5mol \cdot L^{-1}$ Na_2CO_3，$0.02mol \cdot L^{-1}$ $AgNO_3$，$0.1mol \cdot L^{-1}$ $Na_3[Co(NO_2)_6]$，$0.1mol \cdot L^{-1}$ $HgCl_2$，$1.0mol \cdot L^{-1}$ $BaCl_2$，$0.1mol \cdot L^{-1}$

$K_3[Fe(CN)_6]$，　0.1mol·L^{-1} $(NH_4)_2MoO_4$，0.1mol·L^{-1} NaF，0.1mol·L^{-1} $K_4[Fe(CN)_6]$，0.2mol·L^{-1} $(NH_4)_2C_2O_4$，0.07mol·L^{-1} 乙酸铀酰锌，3%H_2O_2，0.1mol·L^{-1} 丁二酮肟，$FeSO_4$ 饱和溶液，EDTA 饱和溶液，Nessler 试剂①，镁试剂 I②，乙醚，丙酮，四氯化碳，Cl_2 水，固体 $NaBiO_3$，固体 KSCN。

四、实验步骤

1. NH_4^+　取 10 滴 NH_4^+ 试液于试管中，滴加 2mol·L^{-1} NaOH 溶液，使之呈碱性，微热，并用滴有 Nessler 试剂的滤纸条检验逸出的气体。如有红棕色斑点出现，说明试液中有 NH_4^+。

2. K^+　取 3~4 滴 K^+ 试液于试管中，加入 4~5 滴 0.5mol·L^{-1} Na_2CO_3，加热，离心分离，在所得清液中，加入 2mol·L^{-1} HAc，再加入 2 滴 0.1mol·L^{-1} $Na_3[Co(NO_2)_6]$，最后将试管放入沸水浴中 2min。如有黄色沉淀，说明试液中有 K^+。

3. Na^+　取 2 滴 Na^+ 试液于试管中，加入 2mol·L^{-1} HAc 酸化，然后加入 3 滴 EDTA 饱和溶液，6~8 滴 0.07mol·L^{-1} $Zn(Ac)_2·UO_2(Ac)_2$，充分振荡，放置片刻。如有淡黄色晶状沉淀，说明试液中有 Na^+。

4. Mg^{2+}　取 1 滴 Mg^{2+} 试液于点滴板上，加 2 滴 EDTA 饱和溶液，搅拌后，加入 1 滴镁试剂，1 滴 2mol·L^{-1} NaOH。如有蓝色沉淀，说明试液中有 Mg^{2+}。

5. Ca^{2+}　取 1 滴 Ca^{2+} 试液于试管中，加入 2mol·L^{-1} HAc 溶液酸化，然后逐滴加入 0.2mol·L^{-1} $(NH_4)_2C_2O_4$，如果生成白色沉淀，说明试液中有 Ca^{2+}。

6. Sn^{2+}　取 3~4 滴 Sn^{2+} 试液于试管中，逐滴滴加 0.1mol·L^{-1} $HgCl_2$，如有白色沉淀，说明试液中有 Sn^{2+}。

7. Cr^{3+}　取 2 滴 Cr^{3+} 试液于试管中，加 2mol·L^{-1} NaOH 至生成的沉淀溶解后，再多加 2 滴。加 2 滴 3% H_2O_2，微热，溶液呈黄色。冷却后再加 5 滴 3% H_2O_2，1ml 乙醚，最后慢慢滴加 2mol·L^{-1} HNO_3。如乙醚层显蓝色，说明试液中有 Cr^{3+}。

8. Mn^{2+}　取 2 滴 Mn^{2+} 试液于试管中，加 6mol·L^{-1} HNO_3 酸化，加少量 $NaBiO_3$ 固体，振摇，静置片刻。如溶液呈紫红色，说明试液中有 Mn^{2+}。

9. Fe^{2+}　取 1 滴 Fe^{2+} 试液于点滴板上，加 1 滴 2mol·L^{-1} HCl 酸化，加 1 滴 0.1mol·L^{-1}$K_3[Fe(CN)_6]$。如出现蓝色沉淀，说明试液中有 Fe^{2+}。

10. Fe^{3+}　取 1 滴 Fe^{3+} 试液于点滴板上，加 1 滴 2mol·L^{-1} HCl 酸化，加 1 滴 0.1mol·L^{-1} $K_4[Fe(CN)_6]$。如立即出现蓝色沉淀，说明试液中有 Fe^{3+}。

11. Co^{2+}　取 5 滴 Co^{2+} 试液于试管中，加数滴丙酮，再加少量 KSCN 晶体，充分振

①取碘化汞 12g、碘化钾 8g 溶于 50ml 蒸馏水中，完全溶解后过滤，加 20%NaOH 50ml，混合均匀。

②0.001g 对硝基苯偶氮间苯二酚溶于 100ml 1mol·L^{-1}NaOH 中，搅拌使其充分溶解即可。

荡。如溶液呈鲜艳的蓝色，说明试液中有 Co^{2+} 。

12. Ni^{2+} 取 5 滴 Ni^{2+} 试液于试管中，加 5 滴 $2mol \cdot L^{-1}$ 氨水碱化，再加 $0.1mol \cdot L^{-1}$ 丁二酮肟。如出现鲜红色沉淀，说明试液中有 Ni^{2+} 。

13. Cu^{2+} 取 1 滴 Cu^{2+} 试液于点滴板上，加 2 滴 NaF，2 滴 $0.1mol \cdot L^{-1}$ $K_4[Fe(CN)_6]$。若生成红棕色沉淀，说明试液中有 Cu^{2+} 。

14. CO_3^{2-} 取 10 滴 CO_3^{2-} 试液于一带有导管的试管中，加 10 滴 $3\%H_2O_2$，于水浴中加热 3min。再向溶液加入 2 滴 $2mol \cdot L^{-1}$ HCl，使导管伸入另一盛有石灰水的试管中。如石灰水变浑浊，说明试液中有 CO_3^{2-} 。

15. NO_3^- 取 10 滴 NO_3^- 试液于试管中，加 5 滴 $2mol \cdot L^{-1}$ H_2SO_4，1ml $0.02mol \cdot L^{-1}$ $AgNO_3$，离心分离，在清液中加入少量 $FeSO_4$ 饱和溶液。如浓 H_2SO_4 与水溶液界面处有棕色环出现，说明试液中有 NO_3^- 。

16. PO_4^{3-} 取 5 滴 PO_4^{3-} 试液于试管中，加 10 滴浓 HNO_3，并置于沸水浴中加热 2min，稍冷后，加入 20 滴 $0.1mol \cdot L^{-1}$ $(NH_4)_2MoO_4$，并在水浴中加热至 $40\sim45℃$。若生成黄色沉淀，说明试液中有 PO_4^{3-} 。

17. SO_4^{2-} 取 5 滴 SO_4^{2-} 试液于试管中，加 $2mol \cdot L^{-1}$ HCl 至无气泡产生，再多加 $1\sim2$ 滴，加入 $1\sim2$ 滴 $1mol \cdot L^{-1}$ $BaCl_2$。若生成白色沉淀，说明试液中有 SO_4^{2-} 。

18. Br^-、I^- 取 5 滴 Br^- 和 I^- 混合试液于试管中，加 1 滴 $2mol \cdot L^{-1}$ H_2SO_4 酸化，再加入 1ml CCl_4，1 滴 Cl_2 水，充分摇荡。如果 CCl_4 层显紫红色，则说明试液中有 I^-。继续向上述溶液中加入 Cl_2 水，充分摇荡。如果 CCl_4 层的紫红色消失，又呈现出红棕色，则说明试液中有 Br^-。

五、注 意 事 项

(1)鉴定 K^+ 和 Na^+ 时，溶液必须调为中性或者弱酸性。

(2)鉴定 Na^+ 时，可用玻璃棒摩擦试管壁，促进晶体快速生成。

(3)鉴定 Cr^{3+} 时，每滴加 1 滴 HNO_3 溶液，都必须充分振摇。

六、思 考 题

(1)某中性溶液，可与 $Na_3[Co(NO_2)_6]$ 生成黄色结晶型沉淀，是否说明该溶液中一定含有 K^+？

(2)某溶液中可能含有 Ni^{2+}、Fe^{3+}、K^+，如何用化学方法进行鉴定？

(3)某 Na_2SO_4 溶液中含有少量 Na_2CO_3，该 Na_2CO_3 杂质如何除去？

实验七 部分有机化合物的性质

一、目 的 要 求

(1)掌握各类有机化合物的主要化学性质。

(2)掌握有机化合物官能团鉴别的一般方法。

二、实 验 原 理

官能团是决定有机化合物性质的原子或原子团。官能团不仅对有机化合物的化学性质起决定作用，而且还决定了有机化合物的种类。官能团的定性实验是利用有机化合物中各官能团所具有的不同特性，使其与某些试剂作用产生特殊的颜色变化或沉淀现象，而与其他物质区别开来。有机反应多数是分子反应，具有同一官能团的不同化合物由于受分子内其他基团的影响，反应性能不可能完全相同，此外，定性实验还存在不少干扰因素，因此，实验中常常用几种方法来检验同一种官能团。

1. 醇的性质 醇能与金属钠反应放出氢气，并生成醇钠，醇钠水解为醇和氢氧化钠。醇与浓盐酸-氯化锌(卢卡斯试剂)作用时，反应速率与醇的类型有关，叔醇最快，仲醇次之，伯醇最慢。伯醇在氧化剂作用下很容易被氧化成醛，进一步氧化成酸；仲醇被氧化成酮；叔醇比较稳定不易被氧化。硫酸与重铬酸钾的混合溶液在常温时能氧化大多数伯、仲醇，使溶液变成蓝绿色，叔醇不被氧化，故此法可区别叔醇与伯、仲醇。邻二醇可通过与重金属氢氧化物的反应进行鉴别。

2. 酚的性质 酚类化合物具有弱酸性，与强碱作用生成酚盐而溶于水，酸化后可使酚游离析出。大多数酚能与三氯化铁溶液发生特殊的颜色反应。羟基的存在使苯环活泼性增加，而且使苯环的邻、对位上的氢原子易发生取代反应，例如苯酚与溴水作用生成三溴苯酚白色沉淀。

3. 醛和酮的性质 醛和酮都含有羰基，具有某些共同的性质。但由于醛类的羰基上连有氢原子，所以醛类比酮类活泼，如醛类能被弱的氧化剂氧化。不过，Fehling 试剂只能氧化脂肪醛而不能氧化芳香醛，利用此性质可区别脂肪醛和芳香醛。次碘酸钠与具有

$CH_3-\overset{\overset{\displaystyle O}{\displaystyle \|}}{C}-$ 结构的醛酮和 $CH_3CH(OH)-$ 结构的醇反应生成黄色碘仿沉淀，所以碘仿反应常用于鉴别含以上两种基团的化合物。

4. 羧酸及其衍生物的性质 羧酸是一类具有酸性的化合物，其酸性比酚要强得多，可与氢氧化钠和碳酸氢钠反应生成盐，这是判断这类化合物最重要的依据。羧酸是不易被氧化的，但甲酸可被氧化，因为甲酸的结构中含有醛基，故具有还原性，能在碱性溶液中将紫色的 $KMnO_4$ 还原为绿色的锰酸盐(MnO_4^{2-})，后者进一步被还原为黄褐色的 MnO_2 沉淀。草酸的结构特点是两个羧基直接相连，导致受热易发生脱羧反应。羧酸和醇在催化剂存在下受热可酯化，酯一般有香味。羧基上的羟基被其他原子或基团取代生成的产物叫做羧酸衍生物，如酰卤、酸

酐、酯、酰胺均为羧酸衍生物，它们都可发生水解、醇解和氨解反应。

5. 取代羧酸的性质 取代酸是多官能团化合物，除具有单官能团化合物的性质外，还具有不同官能团之间相互影响产生的一些特性。酒石酸的羧基具有酸性，能与氢氧化钾反应，先生成难溶于水的酒石酸氢钾，继续反应生成易溶于水的酒石酸二钾。酒石酸二钾分子中有两个羟基，羟基上的氢原子比较活泼，能与重金属氢氧化物作用，生成可溶性配盐（参看甘油与氢氧化铜的反应）。又如，邻羟基苯甲酸（水杨酸），由于含有酚羟基，能与 $FeCl_3$ 溶液作用生成紫色的配合物。邻羟基苯甲酸在 $200\sim220℃$ 时发生脱羧反应，生成苯酚，根据石灰水溶液变混浊以及酚的臭味，可以检出它的脱羧反应。如乙酰乙酸乙酯是酮酸的酯，由于分子中含有酮基，因此可与 2,4-二硝基苯肼作用。此外，它还可以与 $FeCl_3$ 溶液显色，使溴水褪色等，说明它具有酮式-烯醇式互变异构现象。乙酰乙酸乙酯与 $FeCl_3$ 的显色反应，是因其烯醇式与 $FeCl_3$ 生成下列配合物：

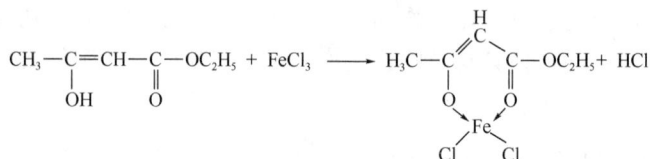

$$CH_3-C=CH-C-OC_2H_5 + FeCl_3 \longrightarrow$$
（略）$+ HCl$

6. 胺和酰胺的性质 胺类化合物有碱性，能与酸反应生成盐。芳香胺由于氨基的存在使苯环活化，易发生取代反应。在酰化反应中，伯胺和仲胺由于氮上有氢原子可被酰基取代，生成相应的酰胺类化合物，叔胺氮上无氢原子则无此反应。

大多数酰胺为结晶固体，故可利用酰化反应鉴别胺类化合物。伯胺、仲胺和叔胺与亚硝酸反应生成不同的产物，可用作鉴别反应，芳香伯胺生成的重氮化合物能进一步发生偶联反应，生成有色染料，而脂肪伯胺则不能。尿素是碳酸的二元酰胺，除了可发生水解反应外，还可起缩合、成盐等反应。

7. 糖的性质 单糖和具有半缩醛羟基的二糖具有还原性，叫做还原糖。它们能还原托伦试剂、斐林试剂和班氏试剂。无半缩醛羟基的二糖和多糖无还原性，不能还原上述试剂。蔗糖无还原性，但蔗糖经水解后生成等物质的量的葡萄糖和果糖时，则能与班氏试剂作用。酶和酸可以催化蔗糖的水解反应。淀粉为多糖，本身无还原性，当被水解生成麦芽糖和葡萄糖时，则具有还原性。水解淀粉时可用酶或酸为催化剂。淀粉遇碘呈蓝色。还原糖与盐酸苯肼所生成的糖脎是结晶，难溶于水。糖脎生成的速度和结晶形状以及熔点等均因糖的不同而异，因此利用糖脎的生成可以鉴别、分离不同的糖。糖在强酸的作用下能与酚类作用，生成有颜色的物质，利用这些反应可以鉴别某些糖。例如，果糖与西里瓦诺夫试剂作用，加热很快呈现鲜红色；葡萄糖也能发生此反应，但速度明显减慢，以此来区别果糖和葡萄糖。

三、实验器材及试剂

1. 器材 试管，酒精灯，试管夹，烧杯，玻璃棒。

2. 试剂 正丁醇，仲丁醇，叔丁醇，草酸，无水乙醇，冰乙酸，甘油，异丙醇，饱和溴水，卢卡斯试剂①，乙醛，苯甲醛，丙酮，品红亚硫酸试剂②，浓 H_2SO_4 浓 HNO_3，苯甲酸乙酯，饱和水杨酸，水杨酸，苯胺，饱和乙酸钠，苯酚碱溶液，2，4-二硝基苯肼，饱和草酸溶液，尿素，班氏试剂③，盐酸苯肼试剂，西里瓦诺夫试剂④，$0.2mol \cdot L^{-1}$ $K_2Cr_2O_7$，$3mol \cdot L^{-1}$ H_2SO_4，95%乙醇，$0.1mol \cdot L^{-1}$ $CuSO_4$，$2mol \cdot L^{-1}$ $NaOH$，$0.1mol \cdot L^{-1}$ 苯酚，$0.1mol \cdot L^{-1}$ 间苯二酚，$0.1mol \cdot L^{-1}$ 邻苯二酚，$0.1mol \cdot L^{-1}$ 1，2，3-苯三酚，$0.1mol \cdot L^{-1}$ $FeCl_3$，$0.2mol \cdot L^{-1}$ 亚硝酰铁氰化钠，$2.5mol \cdot L^{-1}$ $NaOH$，$0.1mol \cdot L^{-1}$ $AgNO_3$，$2mol \cdot L^{-1}$ $NH_3 \cdot H_2O$，Fehlin 试剂⑤，$2mol \cdot L^{-1}$ 甲酸，$2mol \cdot L^{-1}$ 乙酸，$1mol \cdot L^{-1}$ 草酸，$0.1mol \cdot L^{-1}$ $KMnO_4$，$2mol \cdot L^{-1}$ HCl，$0.1mol \cdot L^{-1}$ 酒石酸，$0.1mol \cdot L^{-1}$ KOH，$0.1mol \cdot L^{-1}$ $CuSO_4$，$0.1mol \cdot L^{-1}$ 乙酰乙酸乙酯，$2mol \cdot L^{-1}$ $NaNO_2$，$0.1mol \cdot L^{-1}$ 盐酸苯胺，$0.1mol \cdot L^{-1}$ 尿素溶液，$0.1mol \cdot L^{-1}$ 葡萄糖，$0.1mol \cdot L^{-1}$ 果糖，$0.1mol \cdot L^{-1}$ 麦芽糖，$20g \cdot L^{-1}$ 淀粉，$0.1mol \cdot L^{-1}$ 蔗糖，$0.5mol \cdot L^{-1}$ Na_2CO_3，$0.1mol \cdot L^{-1}$ 乳糖，碘化钾淀粉试纸，石灰水。

四、实 验 步 骤

(一)醇的性质

1. Lucas 试验 取三支干燥的试管，分别加入 5 滴正丁醇、仲丁醇和叔丁醇，然后各加入 15 滴 Lucas 试剂，振荡后静置，观察反应物是否浑浊，有无分层现象，记录开始变浑浊的时间。

2. $K_2Cr_2O_7$ 试验 取三支试管，编号后各加入 $0.2mol \cdot L^{-1}$ $K_2Cr_2O_7$ 溶液 2 滴和 $3mol \cdot L^{-1}$ H_2SO_4 溶液 1 滴，然后分别加入 10 滴 95%乙醇、异丙醇和叔丁醇，将各试管摇匀，3min 后观察现象。

3. $Cu(OH)_2$ 试验 取两支试管，各加入 $0.1mol \cdot L^{-1}$ $CuSO_4$ 溶液 6 滴以及 $2mol \cdot L^{-1}$ $NaOH$ 溶液 5 滴，使 $Cu(OH)_2$ 完全沉淀下来，然后分别加入 2 滴甘油和乙醇，摇匀后观察结果，并加以比较。

(二)酚的性质

1. 酚的弱酸性 取一支试管加 1ml 蒸馏水，再加入绿豆粒大小的固体苯酚，充分振荡，有何现象？然后滴入 1～2 滴 $2mol \cdot L^{-1}$ $NaOH$，又有何现象？在此溶液中再加 2～3 滴 $3mol \cdot L^{-1}$ H_2SO_4 溶液使呈酸性，观察有何变化？

2. 三氯化铁试验 取四支试管编上号，分别加入 $0.1mol \cdot L^{-1}$ 苯酚、$0.1mol \cdot L^{-1}$ 间苯

---

①卢卡斯试剂的配制：将 34g 溶化过的无水氯化锌溶于 25ml 浓盐酸中，边加边搅拌，并放冰浴中冷却以防氯化氢逸出，最后体积约为 35ml。

②品红亚硫酸试剂的配制：将 0.2g 品红盐酸盐研细溶于含 2ml 浓盐酸的 200ml 水中，再加 2g 亚硫酸氢钠，搅拌后静置过滤。如果溶液呈黄色，则加入 0.5g 活性炭脱色。过滤后，贮存于棕色瓶中。

③班氏试剂的配制：取 17.3g 枸橼酸钠和 10g Na_2CO_3，溶于 70ml 蒸馏水中，若溶解不全，可加热。另取 13.7g 硫酸铜溶于 10ml 蒸馏水中，然后慢慢地将该硫酸铜溶液倾入已冷却的上述溶液中，加蒸馏水至 100ml。

④西里瓦诺夫(Seliwanoff)试剂的配制：0.25g 间苯二酚溶于 100ml 浓盐酸中，然后再加蒸馏水至 200ml。

⑤斐林试剂：斐林试剂甲：将 34.6g 硫酸铜晶体($CuSO_4 \cdot 5H_2O$)溶于 500ml 水中，混浊时过滤。斐林试剂乙：称取酒石酸钠 173g，氢氧化钠 70g 溶于 500ml 水中。以上两种溶液要分别存放，使用时取等量混合试剂甲和试剂乙即可。

二酚、0.1mol·L^{-1} 邻苯二酚、0.1mol·L^{-1} 1，2，3-苯三酚各 10 滴，再在每支试管中加入 1 滴 0.1mol·L^{-1} FeCl$_3$，摇匀后观察现象。

3. 溴化 试管中加 5 滴 0.1mol·L^{-1} 苯酚，慢慢滴加 1～2 滴饱和溴水①，振荡后观察现象。

(三)醛和酮的性质

1. 与 2，4-二硝基苯肼试验 取三支试管，各加入 1ml 2，4-二硝基苯肼溶液②，再依次加入 2～3 滴乙醛、苯甲醛、丙酮，摇匀后观察实验现象。

2. 碘仿试验 取三支试管，各加 1ml 水和 2 滴 2mol·L^{-1} NaOH，再分别加入 2～4 滴乙醛、丙酮、异丙醇，然后在每支试管中逐滴滴加碘试液，边滴边摇，直至有黄色沉淀生成。

3. Tollens 试验 在一支大试管中加入 4ml 0.1mol·L^{-1} AgNO$_3$，再加入 2 滴 2mol·L^{-1} NaOH，此时有褐色的 Ag$_2$O 生成，然后滴加 2mol·L^{-1} NH$_3$·H$_2$O，边滴加边振荡，至沉淀刚好溶解为止(注意氨水勿过量)③，即得托伦试剂。

将配好的托伦试剂分别倒入两支十分清洁④的小试管中，各加 5～8 滴乙醛、丙酮，摇匀后置水浴(40～60℃)中微热几分钟⑤，观察现象。

4. Fehling 试验 取 Fehling 试剂甲、Fehling 试剂乙各 2ml 于一支试管中，混合均匀后分装在三支试管中，依次加入丙酮、乙醛、苯甲醛 3～5 滴，振摇，置沸水浴中加热。观察现象。

5. 品红亚硫酸试验 取两支试管，各加入 1ml 品红亚硫酸试剂，再分别加入 2 滴乙醛、丙酮。摇匀，观察两试管有何现象。

6. 丙酮的检验 试管中加入 1 滴丙酮，然后加入 5～8 滴 0.2mol·L^{-1} 亚硝酰铁氰化钠和 2 滴 2mol·L^{-1} NaOH，观察呈何种颜色。

(四)羧酸及其衍生物的性质

1. 酸性试验 用干净玻璃棒分别沾取 2mol·L^{-1} 甲酸、2mol·L^{-1} 乙酸、1mol·L^{-1} 草酸溶液于 pH 试纸上，观察 3 种酸溶液 pH。

2. 甲酸的特性试验

(1)与 KMnO$_4$ 的作用：取 10 滴 2mol·L^{-1} 甲酸溶液于试管中，然后加 10 滴 2mol·L^{-1} NaOH 溶液使呈碱性后(用红色石蕊试纸试验)，再加入 0.1mol·L^{-1} KMnO$_4$ 溶液 2～3 滴，注意观察试管中颜色的变化，并解释。

(2)与托伦试剂的作用：取 10 滴 2mol·L^{-1} 甲酸于一干净试管中，加 10 滴 2mol·L^{-1} NaOH 使其呈碱性(用红色石蕊试纸试验)。然后再加硝酸银的氨溶液(另取一支干净试管滴

---

①溴水是溴化剂，也是氧化剂。当苯酚的水溶液发生溴代作用时，很快产生白色的 2，4，6-三溴苯酚，如果继续与过量的溴水作用，可变为淡黄色难溶于水的四溴化物。

②2，4-二硝基苯肼溶液的配制：取 3g 2，4-二硝基苯肼，溶于 15ml 浓硫酸中，将此溶液慢慢加入 70ml 95 乙醇中，加水稀释到 100ml，过滤即得。

③加入过量氨水易生成具有爆炸性的雷酸银(AgONC)。另外，托伦试剂久置会生成爆炸性的氮化银，故使用托伦试剂时，现用现配。

④试管不洁净时，生成的银镜不均匀、不明亮，甚至只有黑色絮状沉淀。

⑤加热时间不宜过长，温度不宜过高，以免生成雷酸银。实验完毕后，用稀硝酸分解、破坏。

入 10 滴 0.1mol·L^{-1} AgNO$_3$，3 滴 2mol·L^{-1} NaOH，逐滴加入 2mol·L^{-1} NH$_3$·H$_2$O 至生成的沉淀刚刚溶解为止）。加热至沸，观察现象。

3. 草酸的脱羧试验 取 0.5～1g 草酸，放在带有导管的试管中，使导管伸入另一盛有 2ml 石灰水的试管中，加热草酸，待有气泡连续发生后，观察盛石灰水的试管内有何变化？

4. 酯化试验 取一支干燥试管加入 1ml 无水乙醇和 10 滴冰乙酸，混合后再加 l0 滴浓 H$_2$SO$_4$，振摇试管，并将它放在 60～70℃水浴中加热 5min，注意不要使试管内液体沸腾，然后将液体从试管中倒入盛有冷水的小烧杯中，观察液面上是否有透明的油状液体产生，有何气味，并解释。

5. 酯的水解试验 在一支大试管中，放入苯甲酸乙酯 lml 和 2mol·L^{-1} NaOH 溶液 5ml，将试管放在沸水浴中加热 20～30min，在加热过程中须不时取出振摇。然后使溶液冷却，用吸量管吸取下层液约 1ml 至小试管中，用 2mol·L^{-1} HCl 酸化溶液，观察有无苯甲酸白色结晶析出。

6. 酸酐的醇解试验 在一支干燥的小试管中，加入乙酸酐 15 滴，再加无水乙醇 1.5ml，然后放在水浴中加热至沸，加入足量的 2mol·L^{-1} NaOH 至呈弱碱性[①]（用红色石蕊试纸试验），检验此混合物是否有乙酸乙酯的香味。

（五）取代羧酸的性质

1. 酒石酸的成盐试验 取一支小试管，加入 10 滴 0.1mol·L^{-1} 酒石酸，在振摇下逐滴加入 0.1mol·L^{-1} KOH（约 5 滴），剧烈振摇，观察有无沉淀生成？生成的沉淀为何物？用石蕊试纸检查，溶液是否呈酸性？然后继续小心加入 0.1mol·L^{-1} KOH 呈碱性时，观察沉淀是否完全溶解？生成物是什么？试管内的溶液留做下面试验。

2. 酒石酸二钾与 Cu(OH)$_2$ 的作用试验 取一支试管，加入 3 滴 0.1mol·L^{-1} CuSO$_4$，再加 5 滴 2mol·L^{-1} NaOH，使产生 Cu(OH)$_2$ 沉淀。然后将上面试验制得的酒石酸二钾溶液慢慢加入到此 Cu(OH)$_2$ 沉淀中，观察沉淀是否溶解？生成何物？溶液呈什么颜色？

3. FeCl$_3$ 试验 取一支小试管，加入 5 滴饱和水杨酸溶液，再加入 1～2 滴 0.1mol·L^{-1} FeCl$_3$，观察有何颜色产生？此反应表明水杨酸分子中有什么结构存在？

4. 水杨酸的加热试验[②] 取少量水杨酸粉末装入一支具有导管的干燥试管中，将导管的末端插入一支盛有 2ml 石灰水的试管中，然后加热水杨酸粉末，使其熔化。继续加热至沸，观察石灰水的变化。

5. 酮式与 2,4-二硝基苯肼的反应 取一支小试管，加入 10 滴 2,4-二硝基苯肼，再滴加 5 滴 0.1mol·L^{-1} 乙酰乙酸乙酯，振摇片刻，观察现象。说明什么问题？

6. 烯醇式与 FeCl$_3$ 及溴水的作用（酮式和烯醇式的互变异构） 取一支试管，加入 0.1mol·L^{-1} 乙酰乙酸乙酯 1ml（约 20 滴），再加入 0.1mol·L^{-1} FeCl$_3$ 溶液 2 滴，反应液呈紫红色。再向此溶液中加入饱和溴水 5～6 滴，则紫红色消失，但稍待片刻后又呈紫红色，

---

①用 NaOH 中和至弱碱性，一方面是为了把产生的乙酸中和掉，另一方面又可把未反应的乙酸酐分解掉。

②水杨酸的熔点为 159℃，继续加热至 230～250℃时，则脱羧而生成酚。但水杨酸在 76℃时即升华，为了使水杨酸不凝结在试管口，应将试管口向上倾斜，使熔化的水杨酸可流至试管底部而受热分解。

解释现象产生的原因。

（六）胺和酰胺的性质

1. 碱性试验　取 1ml 水于试管中，加 2 滴苯胺，振荡即成乳浊液，加 2～3 滴浓 HCl 溶液，振荡，观察现象。

2. 溴代试验　取 2ml 水于试管中，加 1 滴苯胺并振荡，再加 2～3 滴饱和溴水，观察现象。

3. 重氮盐制备试验　于一大试管中，加 1ml 苯胺、1.5ml 水和 3ml 浓盐酸，把试管放入冰水浴中冷却，搅拌 1min，保持温度为 0～5℃，边搅拌边逐滴加入 2mol·L⁻¹ NaNO₂，至反应液能使淀粉碘化钾试纸变色①且保持 2min，得到的氯化重氮苯溶液②保持在冰水浴中备用。

4. 放氮试验　取上面得到的氯化重氮苯溶液 1ml 于试管中，将试管放在 50～60℃的水浴中加热，观察现象，待试管冷却后嗅管中苯酚的气味。

5. 偶联试验　在两支试管中各加入 1ml 上面得到的氯化重氮苯溶液。然后在第一支中加入 0.1mol·L⁻¹ 盐酸苯胺溶液和饱和乙酸钠溶液各 1ml③，观察现象。在第二支中加入 4～6 滴苯酚的碱性溶液，振荡，观察现象。

6. 尿素的碱性试验　取两支试管，分别加入 5 滴 0.1mol·L⁻¹ 尿素，然后分别加 5 滴浓 HNO₃ 和 5 滴饱和草酸溶液，观察现象。

7. 尿素水解试验　取 1ml 2mol·L⁻¹ NaOH 于试管中，加 10 滴 0.1mol·L⁻¹ 尿素，将试管中的溶液加热至沸，嗅所产生的气味或把湿润的红色石蕊试纸放在试管口，观察现象。

8. 亚硝酸试验　取 10 滴 0.1mol·L⁻¹ 尿素于试管中，再加 10 滴冰乙酸和 1 滴 2mol·L⁻¹ NaNO₂，振荡，观察现象。

9. 缩二脲试验　称取尿素约 0.1g 于试管中，小心加热至熔化，继续加热并嗅所产生的气味或用湿润的红色石蕊试纸放在试管口上检验。最后加热至试管中有固体物质凝固为止，该固体即为缩二脲。试管冷却后，加入 3ml 水和 5 滴 2mol·L⁻¹ NaOH，加热使固体溶解，然后再加 3～4 滴 0.1mol·L⁻¹ CuSO₄，观察现象。

（七）糖的性质

1. 还原试验　取五支试管，编上号码，各加入 1ml 班氏试剂，然后分别加入 10 滴 0.1mol·L⁻¹ 葡萄糖、0.1mol·L⁻¹ 果糖、0.1mol·L⁻¹ 麦芽糖、0.1mol·L⁻¹ 蔗糖、20g·L⁻¹ 淀粉。振荡后，把试管一起放入沸水中，加热 2～3min，观察现象。

2. 水解试验　在两支试管中分别加入 0.06mol·L⁻¹ 蔗糖、20g·L⁻¹ 淀粉溶液 2ml，再各加 2 滴 3mol·L⁻¹ H₂SO₄，混合均匀，放入沸水浴中，把蔗糖溶液加热 10～15min，淀粉溶液加热 20～25min。取出试管，用 0.5mol·L⁻¹ Na₂CO₃ 中和，直到无气泡生成为止。得到的溶液分别用班氏试剂进行实验。

---

①大约加 15 滴 NaNO₂ 溶液后开始检验，每次检验要在滴加 NaNO₂ 溶液并用玻璃棒搅拌 2～3min 后。检验时用玻璃棒蘸取混合液于试纸上，观察接触处是否出现蓝色。到达重氮化终点后，若再加 NaNO₂ 溶液，NaNO₂ 就与盐酸生成亚硝酸，亚硝酸氧化碘化钾而使试纸显蓝色。

②氯化重氮苯溶液应为无色或浅棕色透明溶液。若溶液呈现较深的红棕色，可能是温度没控制好。温度高于 5℃，氯化重氮苯就分解生成苯酚，苯酚再与未分解的氯化重氮苯偶联而生成有颜色的物质。

③加 1ml 饱和乙酸钠溶液，如不出现黄色沉淀，可再加一些饱和乙酸钠溶液，直到有黄色沉淀析出。

3. 糖脎试验　取三支小试管，分别加入 1ml 0.1mol·L^{-1} 葡萄糖、0.1mol·L^{-1} 麦芽糖和 0.1mol·L^{-1} 乳糖，再各加入 1ml 新配制的盐酸苯肼试剂[①]。将试管振荡后置于沸水浴中，加热 35min。取出试管，自行冷却后即有黄色结晶析出[②]。取少许结晶，用显微镜观察比较各种糖脎的晶形。几种糖脎的晶形，如图 2-7-1 所示。

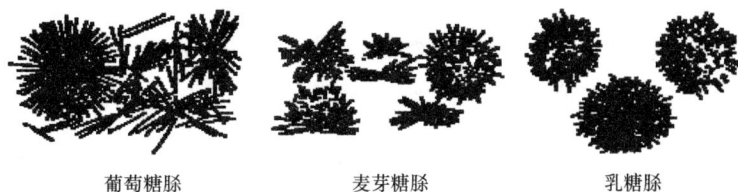

葡萄糖脎　　　　　麦芽糖脎　　　　　乳糖脎

图 2-7-1　各种糖脎的结晶

4. 糖的颜色试验　取两支小试管，各加入 1ml 西里瓦诺夫试剂，然后分别加 5 滴 20g·L^{-1} 葡萄糖、20g·L^{-1} 果糖。将试管振荡后，同时放入沸水浴中加热，观察出现颜色的先后。

五、注 意 事 项

本实验所用试剂种类较多，用后要及时放回原处，以免影响他人使用。

六、思 考 题

(1) 用化学方法，如何鉴别醇和酚，乳酸和酒石酸？
(2) 用碘化钾淀粉试纸来检验重氮化反应的终点，所根据的原理是什么？
(3) 蔗糖与班氏试剂长时间加热时，有时也能得到阳性结果？怎样解释此现象？

---

①盐酸苯肼试剂的配制：将 2.5g 盐酸苯肼溶于 50ml 水中(如溶解不完全，可稍加热)，加入 9gCH$_3$COONa·3H$_2$O(起缓冲作用，保持 pH4～6)。若有颜色，可加少许活性炭脱色。过滤，把滤液保存在棕色试剂瓶中。该试剂久置失效，应用时现配。苯肼有毒，使用时勿让其接触皮肤。如不慎触及，应立即用 50g·L^{-1} 乙酸溶液冲洗，再用肥皂洗涤。

②不同的糖形成糖脎结晶的时间不一样，一般地，单糖脎析出快，二糖脎析出要慢得多。

第三部分　物理常数测定及模型作业

纯净物的物理常数例如摩尔质量、解离平衡常数、稳定常数、熔点、沸点、折射率、比旋光度等都具有确定的数值，物质的物理常数测定可用于物质的鉴定及纯度检验。通过本部分实验的学习，使学生掌握常用物理常数测定的基本原理和操作技术，熟悉仪器的工作原理和使用方法，培养严肃认真的工作态度和耐心细致的工作作风。

实验八　镁原子量的测定

一、目 的 要 求

(1)掌握用置换法测定活泼金属元素原子量的方法。
(2)熟悉理想气体状态方程式和分压定律的应用。
(3)掌握电子天平的使用方法。

二、实 验 原 理

用已知质量的金属镁与过量的稀硫酸反应，在一定温度和压力下测出被置换出的氢气体积，即可算出镁的原子量 $M(\text{Mg})$。

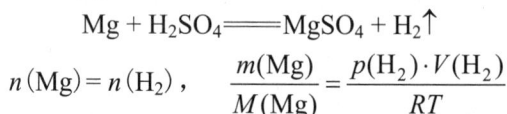

$$\text{Mg} + \text{H}_2\text{SO}_4 =\!=\!= \text{MgSO}_4 + \text{H}_2\uparrow$$

$$n(\text{Mg}) = n(\text{H}_2)\,, \qquad \frac{m(\text{Mg})}{M(\text{Mg})} = \frac{p(\text{H}_2) \cdot V(\text{H}_2)}{RT}$$

$$M(\text{Mg}) = \frac{m(\text{Mg}) \cdot RT}{p(\text{H}_2) \cdot V(\text{H}_2)}$$

式中，$m(\text{Mg})$ 为金属 Mg 的质量，单位为 g；R 为气体常数，其值为 $8.314\text{kPa} \cdot \text{L} \cdot \text{mol}^{-1} \cdot \text{K}^{-1}$；$T$ 为热力学温度，$T=273.15+t$；$p(\text{H}_2)$ 为氢气的分压，单位为 kPa，$p(\text{H}_2) = p_{\text{大气}} - p(\text{H}_2\text{O})$，$p(\text{H}_2\text{O})$ 为水的饱和蒸气压；$V(\text{H}_2)$ 为置换出的氢气体积，单位为 L。

三、实验器材及试剂

1. 器材　50ml 量气管，试管，漏斗，胶皮管，铁架台，电子天平，气压计。
2. 试剂　$2\text{mol} \cdot \text{L}^{-1}\,\text{H}_2\text{SO}_4$，镁条。

四、实 验 步 骤

(一) 镁条称量

准确称取三份已擦去表面氧化膜的镁条，每份 $0.02\sim0.03g$(准确至小数点后 4 位)。

(二) 仪器安装

1. 仪器安装　按图 3-8-1 所示安装仪器。往量气管内装水至稍低于刻度 0.00 的位置。上下移动漏斗以赶尽附着在胶皮管和量气管内壁的气泡，然后把连接反应管和量气管的胶皮管接好。

2. 检漏　把漏斗下移一段距离并固定。如果量气管中的液面只在开始时稍有下降，以后(3~5min)维持恒定，说明装置不漏气。如果不能保持恒定，则应检查各接口处是否严密。经检查调整后，再重复试验，直至装置不漏气为止。

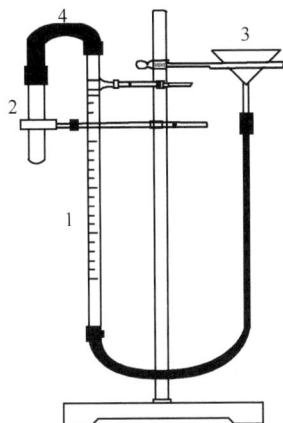

图 3-8-1　测定金属原子量装置
1. 量气管; 2. 反应管 (小试管);
3. 漏斗; 4. 胶皮管

(三) 测量

(1) 取下试管，用小漏斗将 3ml $2mol\cdot L^{-1}$ H_2SO_4 溶液注入试管中(切勿使酸沾在试管壁上)。稍稍倾斜试管，将镁条用蒸馏水润湿并贴于试管内壁，勿使镁条与硫酸接触。装好试管，再检查一次是否漏气。

(2) 漏斗移至量气管一侧，使两者的液面保持同一水平，记录量气管的液面高度。

(3) 将试管底部稍微抬高，使镁条与硫酸接触。此时，反应产生的氢气进入量气管中并将管中的水压入漏斗内。为避免管内压力过大，在液面下降时，漏斗也相应地向下移动，使管内液面与漏斗中液面保持同一高度。

(4) 反应完后，待试管冷却至室温，使漏斗与量气管内液面处于同一水平，记录液面高度。1~2min 后，重复记录一次。若两次读数相等，则表明管内气体温度已与室温相同，记录室温和大气压。

另取两份已称重的镁条重复实验，计算镁的平均原子量。

(四) 数据处理

将实验数据填入表 3-8-1，计算镁的原子量。

表 3-8-1　镁原子量测定数据记录

室内温度 t/℃____; 大气压力 P/kPa____; 水饱和蒸汽压 P/kPa____; 氢气的分压 P/kPa____。

实验序号	1	2	3
镁条质量/g			
反应前液面位置/ml			
反应后液面位置/ml			
氢气体积/ml			

实验序号	1	2	3
镁的原子量			
镁原子量的平均值			

续表

五、注 意 事 项

(1)硫酸应过量，保证镁条全部反应。

(2)装置不能漏气，保证测量的准确性。

(3)仪器安装过程中，勿使硫酸与镁条接触，以免两者提前反应，致使氢气散失。

六、思 考 题

(1)所称镁条质量太多或太少对实验有何影响？

(2)如果没有赶尽量气管中的气泡，对实验结果有什么影响？

实验九　凝固点降低法测定葡萄糖的分子量

一、目 的 要 求

(1)了解凝固点降低法测定葡萄糖分子量的原理和方法。

(2)掌握溶液凝固点的测定技术，巩固电子天平的使用方法。

二、实 验 原 理

凝固点是指物质的液相和固相平衡共存时的温度。难挥发非电解质稀溶液的凝固点降低值 ΔT_f 与溶质的质量摩尔浓度 b_B 成正比，即

$$\Delta T_f = T_f^0 - T_f, \quad \Delta T_f = K_f b_B = K_f \frac{m_B}{m_A M_B}$$

所以

$$M_B = K_f \frac{m_B}{m_A \cdot \Delta T_f}$$

式中，T_f^0 为纯溶剂的凝固点；T_f 为稀溶液的凝固点；b_B 为溶质的质量摩尔浓度；K_f 为凝固点降低常数，水的 K_f 为 $1.86K \cdot kg \cdot mol^{-1}$；$M_B$ 为溶质的摩尔质量；m_B 为溶质的质量；m_A 为溶剂的质量。

通常测定凝固点的方法是逐步冷却法。图 3-9-1 中的曲线(1)为纯溶剂的理想冷却曲线。从 a 点处无限缓慢地冷却，达到 b 点时，溶剂开始结晶。在结晶过程中温度不再变化，曲线上出现一段平台 bc，此时液体和晶体平衡共存。如果继续冷却，全部溶剂结晶后，温度继续下降。在冷却曲线上，不随时间变化的平台相对应的温度 T_f^0 即为该溶剂的凝固点。曲线(2)是实验条件下溶剂的冷却曲线。因为实验做不到无限缓慢地冷却，在温度降到 T_f^0 时不凝固，会出现过冷现象。

一旦固相出现,温度又回升而出现平台。

溶液的理想冷却曲线与纯溶剂不同,如图曲线(3)所示。当温度由 a 处冷却,达到 T_f 时,溶液中才开始结晶。$T_f < T_f^0$。随着结晶的析出,溶液浓度不断增大,溶液的凝固点也不断下降,因此 bc 并不是一段平台,而是一段缓慢下降的斜线。所以,溶液的凝固点并不是一个温度点,而是一个温度范围。通常所说的凝固点是指刚有溶剂固体析出(即 b 点)的温度 T_f。曲线(4)是实验条件下的

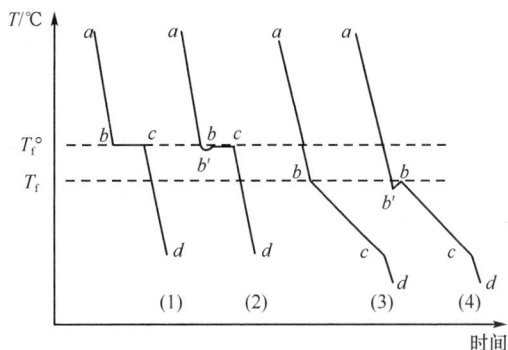

图 3-9-1 步冷曲线

溶液冷却曲线。适当的过冷可使结晶现象更容易观察,温度降到 T_f 以下 b' 点又回升的最高点 b。

本实验以水为溶剂,以葡萄糖为溶质。分别测定纯水与葡萄糖溶液的凝固点,计算凝固点降低值 ΔT_f,进而得到葡萄糖的分子量。

三、实验器材及试剂

1. **器材** 凝固点测定仪,温度计(−10～50℃),数字温度计,分析天平,50ml 容量瓶。
2. **试剂** 粗盐,葡萄糖(s),冰。

四、实 验 步 骤

1. **准备冰浴** 冰水浴槽中装入 2/3 的冰和 1/3 的水,取适量食盐与冰水混合,使冷浴温度达到−2～−3℃。

2. **水的凝固点测定** 将盛有水的凝固点管插入冰水盐浴中,上下移动搅拌棒,使水逐步冷却。当有固体析出时,将凝固点管取出,将管外冰水擦干,在空气套管中,缓慢而均匀地搅拌(约每秒一次),观察温度计读数,直至温度稳定,该温度即为水的凝固点 T_f^0。重复测定 2 次,3 次测定的绝对误差要小于±0.003℃,取平均值,即为纯水的凝固点。

3. **溶液的凝固点测定** 准确称取 3.0～3.2g 分析纯葡萄糖(准确至小数点后四位),加水溶解,并用蒸馏水定容至 50.00ml。凝固点管用葡萄糖溶液润洗 3 次(每次 5ml 左右),测量溶液的凝固点。重复测量 2 次,取平均值,即为葡萄糖溶液的凝固点 T_f。

五、注 意 事 项

(1)搅拌速度的控制是做好本实验的关键,每次测定应按要求的速度搅拌,并且测溶剂与溶液凝固点时搅拌条件要完全一致。

(2)准确读取温度值也是实验的关键所在,应读准至小数点后 3 位。

(3)冰浴温度对实验结果有较大影响,温度过高会导致冷却太慢,温度过低则测不出正确的凝固点。

六、思 考 题

(1)加入溶剂中的溶质的量应如何确定？加入量过多或过少对实验结果有何影响？

(2)若测定的纯水凝固点偏离0℃，可能由何种因素引起？这对测定某物质的相对分子质量有无影响？

实验十　蔗糖水解反应速率常数的测定

一、实 验 目 的

(1)熟悉化学反应动力学的研究方法。

(2)掌握蔗糖水解反应速率常数和活化能的测定方法。

(3)了解旋光仪的基本原理和使用方法。

二、实 验 原 理

蔗糖在H^+催化作用下水解为葡萄糖和果糖，反应方程式为

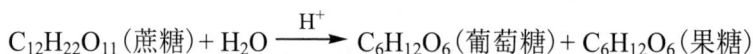

$$C_{12}H_{22}O_{11}(蔗糖) + H_2O \xrightarrow{H^+} C_6H_{12}O_6(葡萄糖) + C_6H_{12}O_6(果糖)$$

实验证明，该反应的速率与蔗糖、水及催化剂H^+的浓度均有关。由于反应时水是大量的，尽管有部分水分子参与了反应，仍可近似地认为整个反应过程中水的浓度是恒定的，H^+是催化剂，其浓度也保持不变，这时反应速率只与蔗糖浓度有关，可视为假一级反应，其动力学方程为

$$\ln c = -kt + \ln c_0 \tag{1}$$

式中，k为反应速率常数；t为反应时间；c_0为反应物的初始浓度；c为t时刻的反应物浓度。当$c = c_0/2$时，反应所需的时间称为反应的半衰期，用$t_{1/2}$表示。由式(1)可得

$$t_{1/2} = \frac{\ln 2}{k} \tag{2}$$

只要测得不同时刻反应物和产物的浓度，就可由式(1)和式(2)求得反应的速率常数和半衰期。

本实验中所用的蔗糖及水解产物均为旋光性物质，但它们的旋光能力不同，故可以利用体系在反应过程中旋光度的变化来衡量反应的进程。溶液的旋光度与溶质的比旋光度$[\alpha]_D^t$、溶液浓度及液层厚度成正比，即

$$\alpha = [\alpha]_D^t l \cdot c = kc \tag{3}$$

式中，t为实验温度；D为钠灯光源；α为旋光度；l为溶液厚度；c为浓度；k为比例常数，与物质的本性、溶剂、光源波长以及温度等因素有关。旋光度具有加和性，即溶液总的旋光度等于溶液中各物质旋光度的加和。

在蔗糖的水解反应中，反应物蔗糖是右旋性物质，其比旋光度$[\alpha]_D^{20}=66.60°$。产物中葡

萄糖也是右旋性物质，其比旋光度$[\alpha]_D^{20}=52.50°$，而果糖是左旋性物质，其比旋光度$[\alpha]_D^{20}=-91.90°$。随着反应的进行，溶液的右旋角度将不断减小，至零后变成左旋，当蔗糖完全转化为产物时，左旋角度达到最大值。设蔗糖的初始浓度为c_0，则：

　　发生反应以前，溶液只有蔗糖：$t=0$，$\alpha_0 = k_{蔗}c_0$

　　反应时间无限长，即反应结束时，溶液有葡萄糖和果糖：$t=\infty$，$\alpha_\infty = k_{葡}c_0$

　　反应进行到任意时刻t，溶液为蔗糖和葡萄糖的混合物：$\alpha_t = k_{蔗}c_0 + k_{葡}(c_0-c)$

　　由此可知

$$c_0 = \frac{\alpha_0 - \alpha_\infty}{k_{蔗}-k_{葡}}, \quad c_t = \frac{\alpha_t - \alpha_\infty}{k_{蔗}-k_{葡}} \tag{4}$$

　　将式(4)代入式(1)，即得

$$\ln(\alpha_t - \alpha_\infty) = -kt + \ln(\alpha_0 - \alpha_\infty) \tag{5}$$

　　以$\ln(\alpha_t - \alpha_\infty)$对$t$作图为一直线，由该直线的斜率可求得反应速率常数$k$，进而可求得半衰期$t_{1/2}$。测定不同温度下的速率常数，根据阿仑尼乌斯方程，可求得反应的活化能E_a，即

$$\ln k = -\frac{E_a}{RT} + \ln A \tag{6}$$

　　以$\ln k$对$1/T$作图所得直线的斜率为$-E_a/R$，据此可计算反应的活化能。

三、实验器材及试剂

1. 器材　旋光仪，恒温槽，秒表，100ml烧杯，移液管，具塞锥形瓶。

2. 试剂　20%蔗糖溶液，2mol·L^{-1} HCl。

四、实　验　步　骤

(1)旋光仪零点的校正：打开旋光仪预热10min，旋光管内注满蒸馏水，旋紧套盖，用擦镜纸擦净两端玻璃片，放入旋光仪内，盖上槽盖，调节目镜使视野清晰。旋转检偏镜，找到明暗相等的零点视野，记录旋光度，重复测定三次，取其平均值，记录旋光仪零点。若零点读数数据较大，需要进行仪器校正。

(2)取25ml蔗糖溶液置于锥形瓶中，25ml 2mol·L^{-1} HCl置于另一锥形瓶中，两者分别放入30℃恒温槽中恒温。

(3)迅速将HCl溶液倒入蔗糖溶液中，计时开始。旋光管润洗3次后装满反应液，用擦镜纸擦干两端玻璃片，装入旋光仪。从计时开始，每隔3min测一次旋光度，测定6次，继而每隔5min测一次，测定3次。

测定间隙，应将旋光管置于恒温水浴中，等待下一次测定。

(4)α_∞的测定：将步骤3剩余的混合液放入50～60℃的恒温水浴槽中，反应60min后冷却至实验温度，测定旋光度，此值即为α_∞。注意：水浴温度不可太高，否则将产生副反应，溶液的颜色变黄。在恒温过程中避免溶液蒸发影响浓度，造成α_∞测定偏差。

(5)根据需要，还可选做以下实验：

1)催化剂的用量对反应速率的影响：用蒸馏水将2mol·L^{-1} HCl稀释成1mol·L^{-1}，重

复步骤3、4，测定 α_t 和 α_∞，计算速率常数。

2)温度对反应速率的影响：分别在不同温度(如25℃、30℃和35℃)下，使用相同浓度的催化剂，重复步骤3、4，测定 α_t 和 α_∞，计算各温度下的速率常数和活化能。不同温度测定时，取样时间间隔和反应总时间应作适当调整。

(6)数据处理：按表3-10-1记录实验数据。

表3-10-1　不同时刻反应体系的旋光度数据

$\alpha_{零点}=$_____；$c(HCl)=$_____ $mol \cdot L^{-1}$；$c(蔗糖)=$_____%；T：_____K。

时间/min	旋光度 α_t	$\alpha_t-\alpha_\infty$	$\ln(\alpha_t-\alpha_\infty)$
0			
3			
6			
9			
12			
…			
∞			

数据处理方法 I：根据式(5)，以 $\ln(\alpha_t-\alpha_\infty)$ 对 t 作图，由直线斜率求反应速率常数 k；计算蔗糖转化反应的半衰期。比较催化剂浓度对反应速率常数 k 及 α_∞ 的影响，根据阿仑尼乌斯方程式，计算反应活化能 E_a。

数据处理方法 II：测定 α_∞ 时需要等待较长时间，改变数据处理方法可避开 α_∞ 的测定，缩短实验时间。由式(5)得

$$\alpha_t - \alpha_\infty = (\alpha_0 - \alpha_\infty)e^{-kt} = Ae^{-kt} \tag{7}$$

其中，$A=\alpha_0-\alpha_\infty$，为一常数。当反应时间由 t 增加到 $t+\Delta t$，由(7)式可得

$$\alpha_{t+\Delta t} - \alpha_\infty = Ae^{-k(t+\Delta t)} \tag{8}$$

式(7)-(8)得

$$\alpha_t - \alpha_{t+\Delta t} = Ae^{-kt} - Ae^{-k(t+\Delta t)} = Ae^{-kt}(1-e^{-k\Delta t}) \tag{9}$$

固定 Δt，因 A 为定值，则 $A(1-e^{-k\Delta t})$ 为定值。令 $A'=A(1-e^{-k\Delta t})$，则式(9)可简化为

$$\alpha_t - \alpha_{t+\Delta t} = A'e^{-kt} \tag{10}$$

式(10)两边取对数得

$$\ln(\alpha_t - \alpha_{t+\Delta t}) = -kt + \ln A' \tag{11}$$

以 $\ln(\alpha_t-\alpha_{t+\Delta t})$ 对 t 作图，可得一直线，通过直线斜率求得速率常数 k，而不必测定 α_∞。令 $\Delta t = 20min$，每隔5min记录溶液的旋光度，按表3-10-2记录实验数据。

表3-10-2　不同时刻反应体系的旋光度数据

$\alpha_{零点}=$____；$c(HCl)=$____ $mol \cdot L^{-1}$；$c(蔗糖)=$____%；T：____K；P大气：____kPa

时间/min	旋光度 α_t	$\alpha_t - \alpha_{t+\Delta t}$	$\ln(\alpha_t - \alpha_{t+\Delta t})$
0			
5			

续表

时间/min	旋光度 α_t	$\alpha_t - \alpha_{t+\Delta t}$	$\ln(\alpha_t - \alpha_{t+\Delta t})$
10			
15			
20			
...			
45			

根据式(11)，以 $\ln(\alpha_t - \alpha_{t+\Delta t})$ 对 t 作图，由直线斜率求反应速率常数 k；计算蔗糖转化反应的半衰期。根据阿仑尼乌斯方程，计算反应活化能 E_a。

五、注 意 事 项

(1)装液时要旋紧旋光管两端的旋光片。既要防止旋转过松引起液体渗漏，又要防止旋转过紧造成用力过大而压碎玻片。测定时旋光管中若有气泡，应先让气泡浮在凸颈处。

(2)旋光仪使用中，若两次测定间隔时间较长，应切断电源，在下次使用时提前 10min 再开启。

(3)由于反应液的酸度很大，因此旋光管一定要擦干后才能放入旋光仪内，以免酸液腐蚀旋光仪，实验结束后必须洗净样品管。

六、思 考 题

(1)实验中，所测旋光度是否必须进行零点校正？为什么？
(2)蔗糖溶液为什么不需要准确配制？
(3)蔗糖的水解速率与哪些因素有关？

实验十一　乙酸解离平衡常数的测定

一、目 的 要 求

(1)通过测定乙酸的解离平衡常数，加深对弱电解质解离平衡常数的理解。
(2)学会用酸度计测量 pH 的方法。

二、实 验 原 理

乙酸是弱电解质，在溶液中存在解离平衡，其平衡常数 K_a 可用乙酸原始浓度 c 和平衡时[H^+]来计算

$$HAc \rightleftharpoons H^+ + Ac^-$$

$$K_a = \frac{[H^+][Ac^-]}{[HAc]} = \frac{[H^+]^2}{c-[H^+]} \approx \frac{[H^+]^2}{c}$$

测定已知浓度的乙酸溶液的 pH，换算成[H⁺]，便可计算出解离平衡常数。为了获得较为准确的实验结果，在一定温度下，可测定一系列不同浓度的 HAc 溶液的 pH，求得一系列的 K_a 值，取其平均值。

三、实验器材及试剂

1. 器材 pHS-3C 型酸度计，碱式滴定管，容量瓶，移液管，吸量管，烧杯，锥形瓶。

2. 试剂 0.2mol·L⁻¹ HAc，pH=4.00 标准缓冲溶液，0.2xxxmol·L⁻¹ NaOH 标准溶液，酚酞指示剂。

四、实验步骤

（1）准确吸取 25.00ml HAc 于 250ml 锥形瓶中，加 2 滴酚酞指示剂，用 NaOH 标准溶液滴定至溶液呈微红色，摇匀后静置 30s 内不褪色为止，记录所用 NaOH 溶液的体积。重复滴定两次。三次滴定结果相对偏差不应大于 0.2%。计算乙酸溶液浓度的平均值。

（2）准确量取 25.00ml、5.00ml、2.50ml 已标定过的 HAc 溶液于三个 50ml 容量瓶中，用蒸馏水稀释至刻度，摇匀，编号。

（3）用干燥的 50ml 烧杯，分别取 25ml 上述 3 种浓度的 HAc 溶液及未经稀释的原始 HAc 溶液，按照浓度由小到大的顺序分别用酸度计测定 pH。

（4）测定数据填入表 3-11-1 中，并计算 HAc 的 K_a 值。

表 3-11-1　K_a 测定实验数据及处理(温度：___ ℃)

HAc 溶液编号	1	2	3	4
c(HAc)/(mol·L⁻¹)				
pH				
[H⁺]/(mol·L⁻¹)				
K_a				
K_a 平均值				

五、注 意 事 项

（1）使用酸度计时，要注意保护电极。

（2）测定 HAc 溶液的 pH 时应按浓度由小到大的顺序。

六、思 考 题

（1）测量 pH 时，酸度计为什么要用标准溶液进行定位？

(2)分析误差产生的原因。

实验十二　电导率法测定难溶电解质的溶度积

一、目 的 要 求

(1)学会用电导率法测定难溶电解质的溶度积。

(2)熟悉电导率仪测定原理和使用方法。

二、实 验 原 理

电解质溶液的导电能力用电导 G 表示，为电阻的倒数，单位为 S(西门子)。电导与导体的截面积 A 成正比，与导体的长度 L 成反比，即

$$G = \kappa \frac{A}{L}$$

比例系数 κ 称为电导率，相当于相距 1m、截面积为 $1m^2$ 的两平行电极间放置 $1m^3$ 电解质溶液时所具有的电导，单位为 $S \cdot m^{-1}$。L/A 对于指定的电导电极而言是一常数，称为电导池常数，以 K_{cell} 表示。

相距为 1m 的两平行电极间放置含有 1mol 电解质的溶液所具有的电导，称为摩尔电导率，用 Λ_m 表示，单位为 $S \cdot m^2 \cdot mol^{-1}$。由于规定了电解质的量为 1mol，溶液的体积 V_m 与浓度 c 的关系为：$V_m = 1/c$，c 的单位为 $mol \cdot m^{-3}$。在一定温度下 Λ_m 与电导率 κ 的关系为

$$\Lambda_m = \kappa V_m = \frac{\kappa}{c}$$

根据离子独立运动定律，在无限稀释的溶液中，电解质的 Λ^∞_m 可以认为是两种离子的摩尔电导率之和，即

$$\Lambda^\infty_m = \Lambda^\infty_{m, +} + \Lambda^\infty_{m, -}$$

由于难溶电解质在水中溶解度很小，溶液极稀，正、负离子间相互作用很小，其饱和溶液的摩尔电导率可视为无限稀释摩尔电导率 Λ^∞_m，即 $\Lambda_m \approx \Lambda^\infty_m$，$\Lambda^\infty_m$ 的值可从离子的无限稀释摩尔电导率的表中查得。由于难溶盐本身的电导率很低，这时水的电导率就不能忽略，所以

$$\kappa(难溶盐) = \kappa(溶液) - \kappa(H_2O)$$

运用 $\Lambda_m = \dfrac{\kappa}{c}$ 式就可以求得难溶盐饱和溶液的浓度 c 即溶解度，进而计算出难溶强电解质的溶度积常数。对于 A_aB_b 型的难溶电解质，其溶度积为：

$$K_{sp} = [A^{n+}]^a [B^{m-}]^b$$

例如：$K_{sp}(BaSO_4) = c^2$，$K_{sp}(PbCl_2) = 4c^3$。

三、实验器材及试剂

1. 器材 DDS-307 型电导率仪，DJS-1C 型铂黑电极。
2. 试剂 $BaSO_4$ 饱和溶液，$PbCl_2$ 饱和溶液。

四、实验步骤

（1）将铂黑电极用蒸馏水冲洗 3 次，用吸水纸拭干，插入盛有一定体积蒸馏水的小烧杯中，使蒸馏水液面浸没铂片 1～2cm，测定电导率。

（2）将铂黑电极用 $BaSO_4$ 饱和溶液润洗 3 次，插入盛有一定体积 $BaSO_4$ 饱和溶液的小烧杯中，测定其电导率。

（3）将铂黑电极用 $PbCl_2$ 饱和溶液润洗 3 次，插入盛有一定体积 $PbCl_2$ 饱和溶液的小烧杯中，测定其电导率。测定完毕，用蒸馏水冲洗电极数次，并将其浸泡于蒸馏水中。

（4）将实验数据填入表 3-12-1，计算 $BaSO_4$ 和 $PbCl_2$ 的溶度积。

表 3-12-1　数据记录及处理

待测溶液	蒸馏水	$BaSO_4$ 饱和溶液	$PbCl_2$ 饱和溶液
电导率 $\kappa/(S \cdot m^{-1})$			
$\Lambda^{\infty}_m/(S \cdot m^2 \cdot mol^{-1})$			
溶解度/$(mol \cdot L^{-1})$			
溶度积			

五、注意事项

（1）电导率仪使用前先预热 10min。
（2）电极使用前先用蒸馏水冲洗干净，再用被测溶液润洗 2～3 次，以防改变被测溶液浓度。
（3）盛溶液的容器必须清洁，无离子沾污。
（4）擦拭电极时不可触及铂黑，以免铂黑脱落，导致电极常数的改变。

六、思考题

（1）电导率测定中对使用的水有什么要求？
（2）测定溶液的电导率有何实际应用？

实验十三　配位化合物的组成和稳定常数的测定

一、目的要求

（1）了解等摩尔系列法测定配合物的组成和稳定常数的原理与方法。

(2)熟悉分光光度计的使用。

二、实 验 原 理

设中心离子 M 与配位体 L 发生如下配位反应

$$M + nL \rightleftharpoons ML_n$$

若 M 和 L 在溶液中都是无色的，或者对选定波长的光无吸收，而形成的配合物 ML_n 是有色的，根据朗伯－比耳定律，溶液的吸光度就与该配合物的浓度成正比。据此，可通过吸光度的测定求得配合物的组成和稳定常数。等摩尔系列法是在保持溶液中金属离子的浓度 c_M 与配位体的浓度 c_L 之和即总物质的量不变的情况下，改变 c_M 与 c_L 的比值，配制一系列溶液，测其吸光度。当金属离子 M 和配体 L 的物质的量之比与配离子的组成一致时，配离子的浓度最大，其吸光度也最大。以吸光度 A 为纵坐标，以金属离子的摩尔分数为横坐标作图，可得一曲线(图 3-13-1)。将曲线

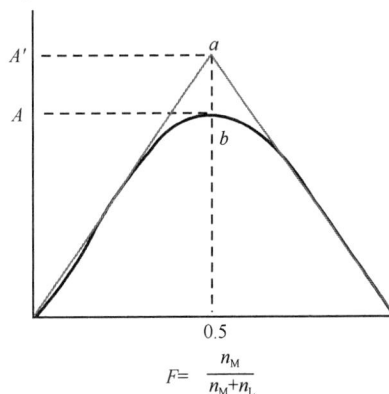

图 3-13-1　吸光度-组成图

两边的直线部分延长，相交于 a 点，a 点对应的吸光度 A' 可认为是金属离子 M 与配体 L 全部生成配合物 ML_n 时的吸光度。由于配合物存在部分解离，实测最大吸光度为 b 点对应的吸光度 A，配合物的解离度为

$$\alpha = \frac{A' - A}{A'} \times 100\%$$

配合物的稳定常数 K 可由平衡关系导出

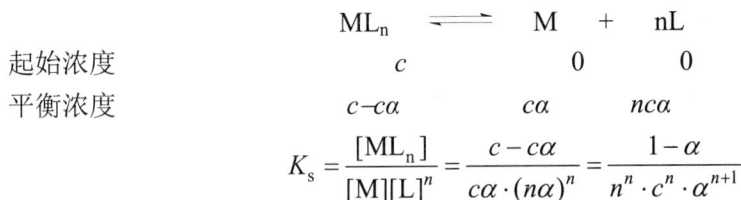

	ML_n	$\rightleftharpoons$	M	+	nL
起始浓度	c		0		0
平衡浓度	$c - c\alpha$		$c\alpha$		$nc\alpha$

$$K_s = \frac{[ML_n]}{[M][L]^n} = \frac{c - c\alpha}{c\alpha \cdot (n\alpha)^n} = \frac{1 - \alpha}{n^n \cdot c^n \cdot \alpha^{n+1}}$$

c 为最大吸光度处 ML_n 的起始浓度，也是组成 ML_n 的金属离子的浓度。当 $n=1$ 时：

$$K_s = \frac{1 - \alpha}{c \cdot \alpha^2}$$

三、实验器材及试剂

1. **器材**　723 型分光光度计，10ml 比色管，50ml 容量瓶，2ml 吸量管，洗耳球。
2. **试剂**　$0.010 mol \cdot L^{-1}$ $HClO_4$，$0.0100 mol \cdot L^{-1}$ 磺基水杨酸[①]，$0.0100 mol \cdot L^{-1}$

---

①$0.0100 mol \cdot L^{-1}$ Fe^{3+}的配制：准确称取 4.8384g 分析纯 $Fe(NH_4)(SO_4)_2 \cdot 12H_2O$ 晶体，加入 100ml $2 mol \cdot L^{-1}$ HNO_3 溶液，搅拌使其溶解，转移到 1000ml 容量瓶中，定容待用。

$Fe(NH_4)(SO_4)_2$[①]。

四、实 验 步 骤

(1)用移液管吸取 $0.0100mol \cdot L^{-1}Fe(NH_4)(SO_4)_2$ 溶液 10.00ml 于 50ml 容量瓶中,用 $0.010mol \cdot L^{-1}$ $HClO_4$ 稀释至刻度,摇匀备用。同法将 $0.0100mol \cdot L^{-1}$ 磺基水杨酸稀释至 $0.0010mol \cdot L^{-1}$。

(2)按表 3-13-1 用量分别吸取 $0.010mol \cdot L^{-1}$ $HClO_4$、$0.0010mol \cdot L^{-1}$ 磺基水杨酸、$0.0010mol \cdot L^{-1}Fe(NH_4)(SO_4)_2$,逐一加入到 11 只洁净干燥的 10ml 比色管中,搅匀,放置 15min 后,在 500nm 波长下测定各溶液的吸光度。数据记录于表 3-13-1 中。

表 3-13-1 数据记录

溶液编号	1	2	3	4	5	6	7	8	9	10	11
$V(HClO_4)$/ml	2.00	2.00	2.00	2.00	2.00	2.00	2.00	2.00	2.00	2.00	2.00
V(磺基水杨酸)/ml	2.00	1.80	1.60	1.40	1.20	1.00	0.80	0.60	0.40	0.20	0.00
$V(Fe^{3+})$/ml	0.00	0.20	0.40	0.60	0.80	1.00	1.20	1.40	1.60	1.80	2.00
稀释至总体积	10.00	10.00	10.00	10.00	10.00	10.00	10.00	10.00	10.00	10.00	10.00
Fe^{3+}摩尔分数	0	0.1	0.2	0.3	0.4	0.5	0.6	0.7	0.8	0.9	1.0
吸光度 A											

以吸光度 A 对 Fe^{3+} 的摩尔分数作图,找出最大吸收峰,算出配合物的组成和表观稳定常数。

五、注 意 事 项

(1)酸度影响配位化合物的组成:pH = 2~3 时,Fe^{3+} 与磺基水杨酸形成 1:1 的紫红色配合物,pH = 4~9 时,形成 1:2 的红色配合物,pH 为 9~11.5 时,形成 1:3 的黄色配合物。因此,为获得组成恒定的配合物,需严格控制溶液的 pH。

(2)比色皿内盛放的溶液不能超过其高度的 4/5。

(3)比色皿放入比色皿架时,应使透光面对准光路。

六、思 考 题

(1)实验中如果温度变化较大,对稳定常数的测定有何影响?

(2)系列溶液 pH 不一致对测定结果有何影响?

---

① $0.0100mol \cdot L^{-1}$ 磺基水杨酸的配制:准确称取 2.5400g 磺基水杨酸,用 $0.0100mol \cdot L^{-1}$ $HClO_4$ 溶解,转移到 1000ml 容量瓶中,用 $0.0100mol \cdot L^{-1}$ $HClO_4$ 定容待用。

实验十四　熔点、沸点的测定

一、目 的 要 求

(1) 掌握熔点及沸点测定的原理和意义。
(2) 熟悉熔点及沸点的测定方法。

二、实 验 原 理

在标准压力(101 325Pa)下，物质的固态和液态蒸气压相同(即固液两相平衡共存)时的温度，称为物质的熔点或凝固点。但一般情况下，常将液态物质开始固化的温度称为凝固点，而将固态物质开始液化的温度称为熔点。纯净物的熔点一般具有确定的数值，而混合物的熔点是一个温度范围，并且低于组成它的任一纯净物的熔点。因此，可利用熔点的测定鉴定物质的纯度。固态物质受热，从初熔至全熔的温度差称为熔点距。由于实验条件的限制，纯净物的熔点距并不等于零，但一般不超过 1℃，而混合物的熔点距则要大得多。

液体的蒸气压会随着温度的升高而增大，当液体的蒸气压与外界大气压力相等时，液体便开始沸腾，此时的温度称为液体的沸点。液体的沸点与外压有关，外压越大，沸点越高。外界压力等于标准压力(101 325Pa)时的沸点称为正常沸点。通常所说的液体的沸点即为正常沸点。纯净液体的沸点具有固定的数值，而混合液体的沸点是一个温度范围，因此可以用测定沸点的方法鉴别物质是否纯净。但需要注意的是：纯净液体具有固定的沸点，但具有固定沸点的液体不一定是纯净的物质，例如共沸混合物。

测定熔点和沸点的方法有多种，本实验采用毛细管法。

三、实验器材及试剂

1. 器材　Thiele 熔点测定管(b 形管)，毛细管，温度计(150℃)，酒精灯，表面皿，小橡胶圈，玻璃管，铁架台，沸点管(小试管)。

2. 试剂　甘油，尿素，苯甲酸，尿素和苯甲酸混合物，无水乙醇，燃用酒精。

四、实 验 步 骤

(一)熔点测定

1. 毛细管封口　将毛细管的一端置于酒精灯的外焰上，慢慢转动加热，玻璃因熔融而封口，转速必须一致，使封口处厚薄均匀(注意检查封口是否严密)。

2. 样品填装　将少量研细的样品①堆置于干净的表面皿上，将毛细管开口的一端插入其中，样品就被挤压入毛细管中。然后将粘在毛细管外面的样品用软纸擦干净，再把毛细管口朝上，投入竖直放在表面皿上的长约 30～50cm 的玻璃管中，使其自然下落，重复几

---

①被测样品要干燥并研成极细的粉末，才能紧密地填充在毛细管地底部，使导热迅速均匀，否则会影响测定结果的准确性。

次，使样品聚集在毛细管底部。样品要装得均匀、结实，高度约为 2～3mm。按上述方法分别装入苯甲酸、尿素、苯甲酸和尿素混合物样品各两根。

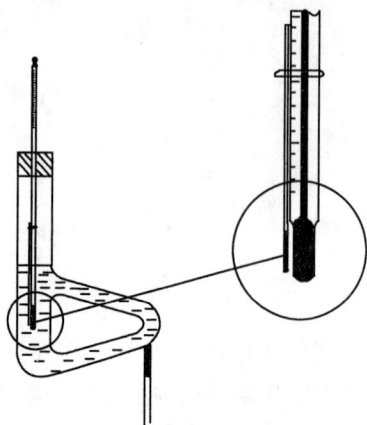

图 3-14-1　熔点测定装置

3. 仪器安装　将 b 形管固定于铁架台上，加入适量甘油，至其液面与 b 形管侧管上口的上沿相平。把装入样品的毛细管用橡胶圈固定在温度计的一侧，使样品柱紧贴温度计水银球的中间部位。将固定好毛细管的温度计插入 b 形管中，使温度计的水银球位于 b 形管两侧口的中间部位，如图 3-14-1 所示。温度计勿与 b 形管内壁接触，橡皮圈不要浸入浴液。

4. 熔点测定　仪器装好后，用小火在图 3-14-1 所示部位加热。先进行粗测，按每分钟 5～6℃ 的速度加热升高温度，当毛细管中的样品出现塌落时，表示样品开始熔化，记下初熔的温度，至样品变得透明时，表示完全熔化，记录下全熔时的温度，此即粗测的熔点范围。室温下自然冷却，待甘油温度降至低于样品熔点 20～25℃ 以下时，再另取一根装好同样样品的毛细管进行精测。开始时升温速度可以稍快，到距离熔点 10～15℃ 时，调节火焰高度，使温度上升速度约为每分钟 1～2℃。仔细观察毛细管中被测物质的变化。记录样品开始塌落并出现微小液滴时（初熔）和固体完全消失（全熔）的温度，即为被测物质的熔点范围。例如，某物质在 121.6℃ 时初熔，122.4℃ 时全熔，熔点应记录为 121.6～122.4℃。

（二）沸点测定

取直径 4～5mm、长 5～6cm 的小试管一支，在小试管内加入无水乙醇，使液面高约为 1cm，再插入一根直径约 1mm、长约 7～8cm 上端封闭的毛细管。将小试管用橡胶圈固定在温度计的一侧，调整试管高度使样品中部紧贴水银球的中间部位。将温度计放入装有浴液的 b 形管中。

慢慢加热 b 形管，使浴液温度均匀上升，随着温度的升高，可以看到毛细管下端有气泡缓缓冒出。当到达液体沸点时，将有一连串气泡快速逸出，说明毛细管内的空气已完全被乙醇蒸气所换出，此时停止加热。随着温度的降低，气泡逸出速度逐渐减少，记录最后一个气泡欲缩回毛细管中时的温度，此时液体的蒸气压与大气压相等，该温度即为被测液体的沸点。粗测、精测各一次，记录无水乙醇和燃用酒精的沸点。

五、注　意　事　项

(1)测定熔点时，毛细管中的样品填装要均匀、结实。

(2)测定时控制好升温速度，开始稍快，接近熔点或沸点时要慢。

(3)测定沸点时，加热速度不能过快，样品量不能太少，以防液体全部气化。

六、思　考　题

(1)影响熔点、沸点测定的因素有哪些？

(2)有 A、B 两种样品，其熔点都是 148～149℃，能不能用熔点测定法确定它们是否为同一物质？

(3)测定熔点或沸点有什么作用？

实验十五　折射率与旋光度的测定

一、目 的 要 求

(1)掌握折射率、旋光度测定的原理、方法和意义。
(2)掌握折射率仪和旋光仪的使用方法。

二、实 验 原 理

折射率是物质的特性常数，它可用来检验物质的纯度，也可用来进行定性分析。折射率的大小不仅与被测物质的结构和入射光的波长有关，还与待测溶液的温度有关，所以表示物质的折射率 n 时，应注明入射光的波长和测定时的温度。例如，乙酰乙酸乙酯的折射率 $n_D^{20}=1.4198$，表示用钠光源 D 线(波长为 589nm)在 20℃时所测乙酰乙酸乙酯的折射率。

旋光度是指旋光性物质使偏振光的振动平面偏转的角度。通过旋光度的测定，不仅可以鉴定旋光性物质，而且可以检测其纯度及含量。旋光度的大小除了与物质的本性有关以外，还与溶液浓度、测定温度、所用光的波长、液层厚度以及溶剂等因素有关。为比较物质的旋光性，规定了比旋光度的概念，比旋光度为 $1g \cdot ml^{-1}$ 的旋光性物质在 1dm 长的旋光管中测得的旋光度。对于给定的物质来说，比旋光度是一个定值，它与旋光度的关系如下

$$[\alpha]_D^t = \frac{\alpha}{c \times l}$$

式中，α—由旋光仪测得的旋光度，l—旋光管的长度，以 dm 为单位；D—所用光源的波长，通常用的是钠光源($\lambda=589nm$)，以 D 表示；t—测定时的温度；c—溶液浓度，单位是 $g \cdot ml^{-1}$。

如果被测物质本身是液体，可直接放入旋光管中测定，而不必配成溶液。其比旋光度用下式表示

$$[\alpha]_D^t = \frac{\alpha}{d \times l}$$

式中，d 为纯液体的密度，单位是 $g \cdot cm^{-3}$。

三、实验器材及试剂

1. **器材**　WYA 型阿贝折射仪，WXG-4 型旋光仪，50ml 烧杯，擦镜纸。
2. **试剂**　丙酮，无水乙醇，乙酸乙酯，20%葡萄糖，10%葡萄糖。

四、实 验 步 骤

(一)折射率的测定

(1)将校正好的折光仪与恒温水浴相连,调节所需温度,检查保温套中温度计是否准确。打开直角棱镜,用擦镜纸蘸少量丙酮轻轻擦洗上下镜面。注意不得来回擦动或以手接触镜面。镜面晾干后备用。

(2)打开棱镜,取待测试样无水乙醇 2～3 滴均匀地滴在磨砂面棱镜上,待整个镜面上润湿后,关紧棱镜,转动反射镜使视场最亮,轻轻转动左面的刻度盘,并在右镜筒内找到明暗分界线。若出现彩色光带,则转动消色调节器,使明暗界线清晰。再转动左面刻度盘,使分界线对准"×"字交叉线中心,记录读数与温度,重复 1～2 次,取平均值即为乙醇的折射率。同法测定乙酸乙酯的折射率。

测定结束,用丙酮洗净上下镜面,晾干后关闭棱镜。

说明:阿贝折射仪的详细使用方法见化学实验室常规仪器使用 1.3.5。

(二)旋光度的测定

(1)将已校正好的旋光仪平稳放好,接通电源,预热 5～10min,使灯光稳定。

(2)将旋光管洗净,用待测液润洗三次,装上待测液,使液面刚刚凸出管口,取玻璃盖沿管口壁轻轻平推盖好,旋上螺丝帽盖,不漏水也不要太紧。

(3)将旋光管外部拭干后放入镜筒中,管内如有气泡,需将气泡赶至旋光管的凸起处,若气泡过大,则需重新装填。转动目镜上的视度调节螺旋直到三分视场清晰。转动刻度盘手轮,找出两种明暗相间的三分视场,在两种视场之间缓缓转动刻度盘手轮,使视场明暗程度均匀一致,即找到零点视场,记录刻度盘读数,重复三次,取平均值。降低待测溶液浓度(或另取一支小旋光管测定),用相同的方法测得读数。比较两个数的大小,如果第二次读数减小,则说明这个物质为右旋,且该数值即为其旋光度;反之,若第二次读数增大,则说明这个物质为左旋,用读数减去 180°即为其旋光度。

测定 20%葡萄糖溶液和 10%葡萄糖溶液的旋光度,判断葡萄糖的旋光方向、计算其比旋光度。与文献值进行对比。

(4)测定未知浓度的葡萄糖溶液的旋光度,计算其浓度。

说明:WXG-4 型旋光仪的详细使用方法见第一部分(三)化学实验室常规仪器使用。

五、注 意 事 项

(1)测定折射率时,要注意保护镜面,不能用硬物接触镜面;测液体或透明固体时,须合上反射镜,否则找不准视场;滴加被测液体时要均匀,否则会影响测定,对于易挥发液体应快速测定。

(2)如果在折射仪的目镜中观察不到半明半暗的分界线,而是畸形的分界线,说明棱镜间未充满液体。

(3)旋光仪的钠光灯使用时间不宜过长,以免影响其使用寿命。

(4)旋光管使用后,特别在盛放有机溶剂后,必须立即洗净,避免两头衬垫的橡皮圈因接触溶剂而发黏。旋光管两端的圆玻片为光学玻璃,必须小心用软纸擦,以免磨损。

六、思　考　题

(1)折射率的数值与哪些因素有关?
(2)何谓旋光度?何谓比旋光度?
(3)测定样品时,如何判断其旋光方向?

实验十六　分子结构模型作业

有机化合物普遍存在同分异构现象,其中立体异构比较复杂。通过模型作业,即用球棍模型构建各类异构体,可以帮助学生建立有机化合物空间立体结构的概念,从而进一步理解各类异构现象,加深对物质结构与性质之间关系的理解。

一、目　的　要　求

(1)掌握碳原子的三种杂化方式和有机分子的立体结构。
(2)加深对有机化合物分子立体结构的认识。
(3)了解有机化合物异构现象产生的原因。
(4)理解有机化合物的结构与性质的关系。

二、实　验　原　理

有机化合物分子的异构现象包括构造异构和立体异构,立体异构可分为构型异构和构象异构,而构型异构又可分为顺反异构和对映异构,见图3-16-1。不同的异构现象由分子中特殊结构所引起,它们之间的相互关系可表示如下:

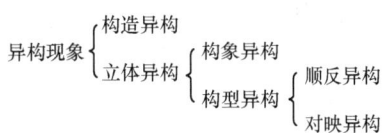

图3-16-1　有机化合物分子的异构现象

构造异构是指分子式相同的分子中,由于键合方式和原子的连接顺序不同所产生的异构。构象异构是指分子依靠键的旋转和扭曲所能达到的各种空间形状。顺反异构是指由于双键或环状结构的存在,使分子中的一些原子或基团限制在某个参考平面的同侧或异侧产生的异构。对映异构是指构造相同的两个化合物,互为实物与其镜像,但不能重合而造成的异构现象。

异构现象主要是由碳原子的杂化方式不同所引起的。在化合物中,碳原子一般形成四个共价键。根据杂化轨道理论,碳原子有三种类型的杂化:sp^3杂化、sp^2杂化和sp杂化。通过四个单键与其他原子相连的碳原子是 sp^3 杂化的,四个杂化轨道的能量和形状完全相同,分别对称地指向四面体的四个顶点。sp^3 杂化轨道与其他原子成键时形成 σ 键。σ 键有轴对称性，两成键原子可相对自由旋转。通过双键与其他原子相连的碳原子是 sp^2 杂化的，三个杂化轨道在同一平面内，未参加杂化的 p 轨道与这一平面垂直。在双键化合物分子中，碳原子的三个 sp^2 杂化轨道分别与其他三个原子形成 σ 键，未杂化的 p 轨道与其他原子的 p 轨道形成一个 π 键，且 π 键垂直于三个 σ 键所形成的平面，π 电子云对称分布于平面的上下方，没有轴对称性，故以双键相连的两个碳原子不能自由地旋转。通过叁键与其他原子相连的碳原子是 sp 杂化的，两个杂化轨道为直线型分布，未杂化的两个 p 轨道与杂化轨道相互垂直。叁键中一个是由 sp 杂化轨道形成的 σ 键，另外两个是由两个未杂化的 p 轨道形成的相互垂直的 π 键，这两个 π 键又与 σ 键键轴直交，因此叁键也不能自由旋转。

通常使用的结构模型为球棒模型。球棒模型以小球和短棒组成，用不同颜色不同大小的球分别表示不同的原子，用长短不同的直型或弯型短棒表示不同的化学键。通过模型能直接观察到分子中各原子的排列以及成键情况。

三、实 验 器 材

有机化合物球棒模型一套（要求球上有若干小孔，其角度符合 sp^3、sp^2、sp 杂化轨道及未杂化的 p 轨道的理论要求）。

四、实 验 步 骤

（一）构造异构

（1）做出甲烷分子的模型，观察其四面体形状的存在，弄清四个价键在空间的伸展方向。

（2）做出乙烷、乙烯和乙炔的分子模型，比较 sp^3、sp^2 和 sp 杂化碳原子的键角区别，指出哪些键可以自由旋转，哪些不能。注意观察乙烯分子中各原子的共平面性，π 键与 σ 键平面的垂直关系，乙炔中两个 π 键的相互垂直。

（3）做出丁烯各种异构体的模型，了解位置异构与碳链异构的产生原因及区别。

（二）构象异构

（1）做出乙烷的分子模型，旋转碳碳单键，使成重叠式和交叉式，画出其透视式和纽曼投影式。

（2）做出环己烷的分子模型。

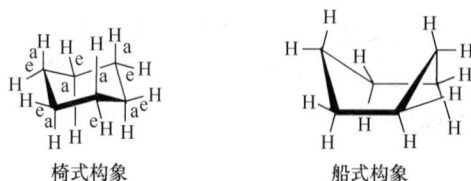

椅式构象　　　　　　　　　船式构象

扭成船式构象，观察船头（C_1）和船尾（C_4）上两个氢原子的距离。沿 C_2-C_3 与 C_5-C_6 键的方向观察，这两组碳原子上的价键是否为重叠式？画出其船式构象的透视式。

由船式构象扭成椅式构象，沿任一 C-C 单键方向观察，这些碳原子上的价键是否为交叉式？

在椅式构象中逐一找出 6 个 a 键(与分子的对称轴平行)和 6 个 e 键(与对称轴成一定角度),观察其分布规律,画出构象式。

观察 a、e 键在分子内受力情况。以 C_1 上的两个 C—H 键为例,1e 受到 2a、2e、6a、6e 四个 C—H 键的排斥作用;1a 除受这 4 个键作用外,还受到 3a 和 5a 两个 C—H 键的作用(称 1,3-二竖键的相互作用)。

(3)将上述环己烷上的任意一个氢原子换成一个甲基,使之成为甲基环己烷的椅式构象。此时甲基在 a 键上还是在 e 键上?扭转模型得另一椅式构象,此时甲基在 a 键上还是在 e 键上?画出上述两个椅式构象的透视式,比较两种构象哪个稳定,为什么?

(三)顺反异构

(1)做出 2-丁烯的两种构型的分子模型,两者能否重合?分别写出其结构式,并用顺/反命名法及 Z/E 命名法命名之。

(2)做出 1,4-二甲基环己烷的两种构型的分子模型,分别写出其投影式,并命名之。

(3)十氢萘可看成是由两个稳定的环己烷以椅式构象稠合而成,按稠合碳上两个氢原子的空间排列不同而产生顺式十氢萘和反式十氢萘两种异构体。在十氢萘中,可以把一个环看作另一个环上的两个取代基。在反式十氢萘中,两个取代基都在 e 键上,称 ee 稠合;而顺式十氢萘中一个取代基在 e 键上,另一个取代基在 a 键上,称 ea 稠合。

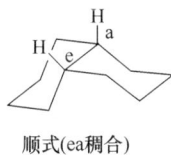

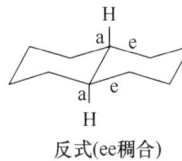

顺式(ea稠合)　　　　　反式(ee稠合)

做出顺式十氢萘和反式十氢萘的分子模型,仔细观察两个环己烷的稠合方式及桥头碳上两个氢原子位于环平面同侧还是异侧?处在 a 键还是 e 键?比较两种异构体哪种稳定?

(四)对映异构

(1)做出两种不同构型的甘油醛分子模型。根据模型,按费歇尔投影规则写出投影式,并用 D、L 及 R、S 命名法命名。

(2)做出 2-羟基-3-氯丁二酸的各种旋光异构体,根据费歇尔投影规则写出其投影式,用 R、S 命名法命名,指出对映体和非对映体。也可先写出 2-羟基-3-氯丁二酸的各种旋光异构体的费歇尔投影式,再根据投影式做出其模型。

(3)做出 2,3-二羟基丁二酸(酒石酸)的所有旋光异构体,分别写出其费歇尔投影式,并用 R、S 命名法命名。是否都有旋光性?异构体的数目符合 2^n 个吗?

(4)D-葡萄糖的开链结构及 α-、β-吡喃葡萄糖的构象

1)链状结构及其向环状结构的转变:根据 D-葡萄糖的费歇尔投影式做出其链状结构,依据下式所示转变成环状的哈瓦斯式。观察 α-、β-葡萄糖模型,分析按平面哈瓦斯式扭成的环上各键的张力大小。

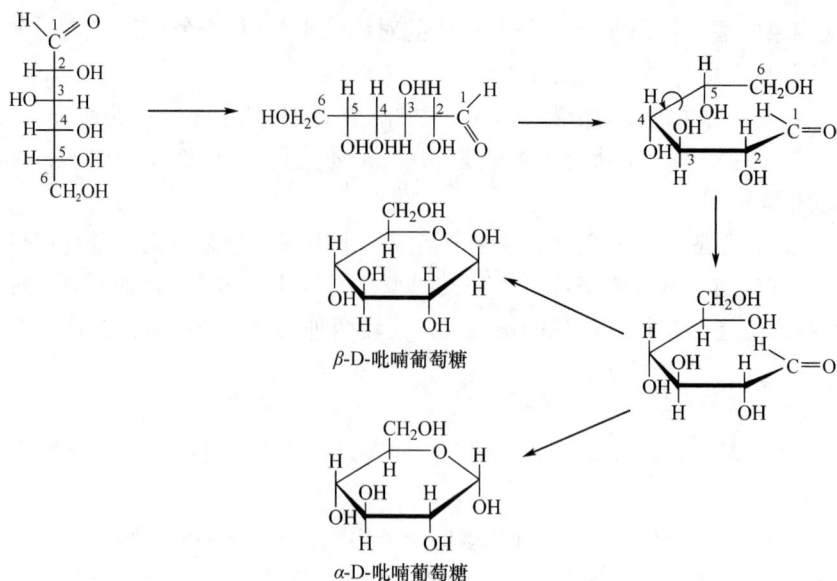

β-D-吡喃葡萄糖

α-D-吡喃葡萄糖

2)α-、β-葡萄糖的构象：由模型可以看出，哈瓦斯式是假定成环原子在同一平面上，实际上因张力太大不能存在，而是以张力很小的、稳定的椅式构象存在。

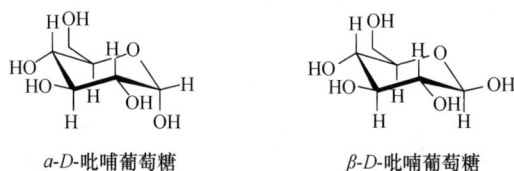

a-D-吡喃葡萄糖

β-D-吡喃葡萄糖

将哈瓦斯式表示的平面环状葡萄糖模型扭成椅式，分析张力的大小。画出构象式并比较其稳定性。

五、注意事项

(1)制作分子模型时应注意碳原子的杂化方式和成键角度和共价键的类型。

(2)注意保管好模型，避免损坏和丢失。

六、思考题

(1)在不破坏共价键的情况下环己烷的椅式构象与船式构象能否相互转化？顺式十氢萘与反式十氢萘能否相互转化？为什么？

(2)根据所制作的旋光异构体模型写其费歇尔投影式时应注意哪些问题？

第四部分 定 量 分 析

定量分析的主要任务是准确测定试样中各组分的含量。临床检验、环境检测、药物分析等都离不开定量分析的方法和技术，了解并掌握一些基本的分析方法和手段，是做一个合格医药工作者的基本条件。定量分析分为滴定分析和仪器分析两大类。根据反应类型的不同，滴定分析分为酸碱滴定、氧化还原滴定和配位滴定等。滴定分析一般适合于常量组分的测定，即组分含量大于1%或质量大于0.1g，体积大于10ml的试样，对于微量或者痕量组分的测定则使用仪器分析法。

实验十七 药用氧化锌的测定

一、目 的 要 求

(1) 掌握酸碱滴定法的原理和实验步骤；熟悉返滴定法的操作程序。
(2) 掌握滴定管的使用方法，初步掌握滴定分析的基本操作。
(3) 熟悉甲基橙指示剂终点颜色的判断。

二、实 验 原 理

氧化锌具有收敛及抑菌作用，能与油脂中的游离脂肪酸生成油酸锌及脂酸锌，对皮肤起保护作用，临床常用于治疗恶急性皮炎、湿疹等。氧化锌是一种两性氧化物，不溶于水，难于直接滴定。但加入过量 HCl 溶解后，剩余的 HCl 可以甲基橙为指示剂，用 NaOH 标准溶液进行返滴定，其滴定反应：

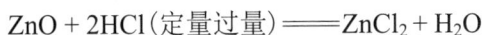

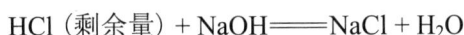

$$ZnO + 2HCl（定量过量）\!=\!\!=\!\!=\!ZnCl_2 + H_2O$$

$$HCl（剩余量）+ NaOH\!=\!\!=\!\!=\!NaCl + H_2O$$

氧化锌的质量分数可用下式计算：

$$ZnO\% = \frac{[c(HCl) \cdot V(HCl) - c(NaOH) \cdot V(NaOH)] \cdot M(ZnO)}{m(样品)} \times 100\%$$

其中，m(样品)为称取的药品质量。

三、实验器材及试剂

1. 器材 50ml 碱式滴定管，250ml 锥形瓶，25ml 移液管。
2. 试剂 0.2xxxmol · L^{-1} HCl 标准溶液，0.1xxxmol · L^{-1} NaOH 标准溶液，甲基橙指示剂(0.1%水溶液)，氧化锌试样。

四、实验步骤

准确称取氧化锌试样约 0.11g(准确至小数点后四位),置于锥形瓶中,加入 HCl 标准溶液 25.00ml,微热使试样溶解,冷至室温后加入甲基橙指示剂 3 滴,用 NaOH 标准溶液滴定至溶液颜色由红色变为黄色即终点。重复测定两次,计算氧化锌的百分含量见表 4-17-1。

表 4-17-1   ZnO 测定数据记录

实验编号	1	2	3
试样质量/m			
V(HCl)/ml	25.00	25.00	25.00
V(NaOH)最初读数/ml			
V(NaOH)最后读数/ml			
V(NaOH)/ml			
ZnO%			
氧化锌平均含量/%			

五、注意事项

(1)加热使氧化锌溶解时,温度不能过高,以免 HCl 挥发使测定结果偏高。

(2)甲基橙指示剂从红色变为黄色过程中,中间橙色过渡时间较长,待橙色褪尽出现黄色,即为终点。终点时颜色若为橙色,测定结果将偏高。

(3)用 NaOH 回滴剩余 HCl 时,近终点时滴定速度要慢,防止 NaOH 过量产生 $Zn(OH)_2$ 沉淀导致测定结果偏低。

六、思考题

(1)什么情况下采用返滴定法?

(2)除了酸碱滴定法,ZnO 的含量能否用其他方法测定?

(3)本滴定能否用酚酞作指示剂,为什么?

实验十八   阿司匹林中乙酰水杨酸的含量测定

一、目的要求

(1)掌握酸碱滴定法的测定原理和方法。

(2)掌握滴定分析的基本操作。

(3)熟悉酚酞指示剂终点颜色的判断。

二、实 验 原 理

阿司匹林是广泛使用的解热镇痛药，其主要成分为乙酰水杨酸（分子式为 $C_9H_8O_4$）。乙酰水杨酸属于芳酸类药物，分子结构中含有羧基而呈较强酸性（K_a=3.27×10^{-4}）。可用酸碱滴定法以 NaOH 标准溶液直接测定其含量，滴定反应为：

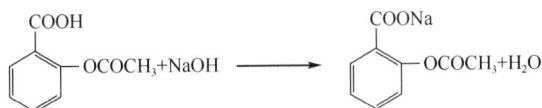

由于阿司匹林在水中的溶解度较小，一般采用冷的无水乙醇作为溶剂（冷乙醇可以防止乙酰水杨酸的水解）。由于阿司匹林药片中常含有少量水杨酸、乙酸以及作为稳定剂的酒石酸或枸橼酸，这些有机酸都会与 NaOH 反应，导致测定结果偏高，因此常采用返滴定法进行测定。将样品溶于乙醇，以酚酞为指示剂，先用 NaOH 中和共存的有机酸，同时使阿司匹林转变成其钠盐，然后加入定量过量 NaOH 标准溶液使乙酰水杨酸完全水解，剩余的 NaOH 用 HCl 标准溶液回滴，反应方程式如下：

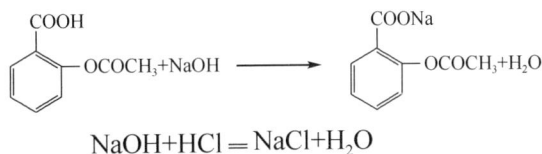

$$NaOH+HCl = NaCl+H_2O$$

阿司匹林中乙酰水杨酸的质量分数可用下式计算：

$$C_9H_8O_4\% = \frac{[c(NaOH) \cdot V(NaOH) - c(HCl) \cdot V(HCl)] \cdot M(C_9H_8O_4)}{m(样品)} \times 100\%$$

其中，m（样品）为称取的药品质量。

三、实验器材及试剂

1. 器材 电子天平，研钵，100ml 量筒，250ml 锥形瓶，50ml 碱式滴定管，50ml 酸式滴定管，电热套。

2. 试剂 阿司匹林，0.1xxxmol · L^{-1} NaOH 标准溶液，0.1xxxmol · L^{-1} HCl 标准溶液，中性乙醇[①]，酚酞。

四、实 验 步 骤

取 10 片阿司匹林，研细，准确称取试样约 0.3g（准确至小数点后四位）置于干燥的锥形瓶中。加 20ml 中性乙醇（在冰水浴中冷却至 10℃以下），溶解后加 3 滴酚酞指示剂，用 NaOH

①量取 20ml 95%乙醇溶液于锥形瓶中，加 2～3 滴酚酞指示剂，用 0.1xxxmol · L^{-1}NaOH 标准溶液滴至微红色，保存在 10℃以下，备用。

标准溶液滴至溶液显粉红色。此时中和了共存的游离酸，同时，阿司匹林也转变为其钠盐。在中和后的溶液中，加入 40ml NaOH 标准溶液，置水浴上加热 15min，并不断振摇。15min 后，将溶液迅速冷却至室温。用 HCl 标准溶液滴定剩余的 NaOH，当溶液的颜色由粉红色转变为无色，即为终点。平行测定三次，见表 4-18-1，计算阿司匹林中乙酰水杨酸的百分含量。

表 4-18-1　阿司匹林测定数据记录

实验编号	1	2	3
试样质量/m			
V(NaOH)/ml	40.00	40.00	40.00
V(HCl) 最初读数/ml			
V(HCl) 最后读数/ml			
V(HCl)/ml			
乙酰水杨酸%			
乙酰水杨酸平均含量/%			

五、注 意 事 项

(1)该实验控制温度是关键。中和时，可将装有中性乙醇溶液的烧杯置于盛有冰块的大烧杯中冰浴，以控制实验的温度。

(2)中和操作中，NaOH 标准溶液的滴加速度要快，以避免乙酰水杨酸在碱中水解。

六、思 考 题

(1)第一次中和的主要作用是什么？

(2)加碱、加热水解 15min 后，为什么要迅速冷却至室温？

实验十九　药用硫酸亚铁的测定

一、目 的 要 求

(1)掌握 $KMnO_4$ 法测定硫酸亚铁的原理和方法。

(2)熟悉 $KMnO_4$ 标准溶液的配制和标定方法。

(3)了解自身指示剂指示终点的方法。

二、实 验 原 理

药用硫酸亚铁可用于治疗缺铁性贫血症。Fe^{2+} 具有较强的还原性，在硫酸等酸性溶液中，能够被 $KMnO_4$ 等强氧化剂氧化为 Fe^{3+}，因此可用 $KMnO_4$ 标准溶液滴定亚铁盐。反应方程式如下：

$$2KMnO_4 + 10FeSO_4 + 8H_2SO_4 =\!=\!= 2MnSO_4 + 5Fe_2(SO_4)_3 + K_2SO_4 + 8H_2O$$

根据消耗的 KMnO$_4$ 标准溶液的浓度和体积，即可计算出硫酸亚铁的含量

$$FeSO_4\% = \frac{5 \cdot c(KMnO_4) \cdot V(KMnO_4)}{m(样品)} M(FeSO_4) \times 100\%$$

滴定时，可用 KMnO$_4$ 自身的颜色指示滴定终点，也可用邻二氮菲亚铁作指示剂。

Fe^{2+} 易被空气和溶液中的氧氧化，为消除水中溶解氧的影响，应用新煮沸放冷的蒸馏水溶解样品，且样品溶解后应立即滴定。

高锰酸钾的氧化能力和还原产物与溶液酸度有关。在酸性溶液中，MnO$_4^-$ 是强氧化剂，本身被还原为 Mn^{2+}；在弱酸性、中性或弱碱性溶液中，MnO$_4^-$ 的氧化能力降低，本身被还原为褐色的 MnO$_2$；在强碱性溶液中，MnO$_4^-$ 的氧化能力进一步降低，本身被还原为 MnO$_4^{2-}$。由此可见，酸度的控制对高锰酸钾滴定法非常重要。高锰酸钾滴定一般在强酸溶液中进行，所用的强酸通常是硫酸，而不能选用硝酸或盐酸，原因是硝酸有氧化性，可能与被测物反应；盐酸有还原性，可能被高锰酸钾氧化。硫酸的适宜浓度为 0.5～1mol·L^{-1}。

市售 KMnO$_4$ 试剂中常含有少量 MnO$_2$ 和其他杂质，不能用直接法配制标准溶液，通常是先配制成近似所需浓度的 KMnO$_4$ 溶液，然后进行标定。由于蒸馏水中的微量有机杂质能还原 KMnO$_4$，使其浓度在配制初期处于不稳定状态，因此常将新配的 KMnO$_4$ 溶液加热至沸，并保持微沸 1h，然后在棕色瓶中放置 2～3 天，用烧结的砂芯漏斗过滤除去 MnO$_2$ 等杂质，待 KMnO$_4$ 溶液浓度恒定后方可进行标定。Na$_2$C$_2$O$_4$ 是标定 KMnO$_4$ 最常用的基准物质，利用 KMnO$_4$ 自身的颜色指示滴定终点，标定反应为：

$$2MnO_4^- + 5C_2O_4^{2-} + 16H^+ = 2Mn^{2+} + 10CO_2 + 8H_2O$$

根据 Na$_2$C$_2$O$_4$ 的质量和消耗的 KMnO$_4$ 的体积，即可计算出 KMnO$_4$ 溶液的准确浓度：

$$c(KMnO_4) = \frac{2}{5} \times \frac{m(Na_2C_2O_4)}{M(Na_2C_2O_4) \cdot V(KMnO_4)}$$

三、实验器材及试剂

1. 器材 砂芯漏斗，250ml 锥形瓶，500ml 棕色试剂瓶，50ml 棕色酸式滴定管，量筒，烧杯。

2. 试剂 药用硫酸亚铁（FeSO$_4$·7H$_2$O），KMnO$_4$(s)，Na$_2$C$_2$O$_4$ 基准试剂，9mol·L^{-1} H$_2$SO$_4$，1mol·L^{-1} H$_2$SO$_4$。

四、实 验 步 骤

1. KMnO$_4$ 标准溶液的配制 称取 KMnO$_4$ 1.0g，于 500ml 烧杯中，加蒸馏水 300ml，煮沸 15min，转置棕色试剂瓶中，密塞，暗处放置 2 天以上，用砂芯漏斗过滤，摇匀，贮于棕色试剂瓶中。所得 KMnO$_4$ 溶液浓度约为 0.02mol·L^{-1}。

2. KMnO$_4$ 标准溶液的标定 准确称取在 105℃干燥至恒重的基准 Na$_2$C$_2$O$_4$ 约 0.2g（准

确至小数点四位)，置于锥形瓶中，加入新煮沸并冷却的蒸馏水 100ml 和 $9mol \cdot L^{-1}$ H_2SO_4 溶液 10ml，振摇溶解，水浴加热至约 75℃，用 $KMnO_4$ 标准溶液滴定，开始时滴定速度要慢，加一滴，摇一摇，直到 $KMnO_4$ 的紫红色褪去再加第二滴。随着滴定的进行，Mn^{2+} 的催化作用使反应速率逐渐加快，滴定速度亦可随之加快。接近终点时，必须降低滴定速度。当滴定至溶液呈粉红色并在 30s 内不褪色，即为滴定终点。重复测定两次，见表 4-19-1，计算 $KMnO_4$ 标准溶液的准确浓度。

表 4-19-1 $KMnO_4$ 标定数据记录

实验编号	1	2	3
$m(Na_2C_2O_4)$			
滴定管最初读数/ml			
滴定管最后读数/ml			
$V(KMnO_4)$/ml			
$c(KMnO_4)$/mol $\cdot$ L^{-1}			
$KMnO_4$ 平均浓度/mol $\cdot$ L^{-1}			

3. 药用硫酸亚铁的测定 准确称取药用硫酸亚铁样品约 0.5g(准确至小数点后四位)，置于锥形瓶中，加 15ml $1mol \cdot L^{-1}$ H_2SO_4 溶解，再加新煮沸并冷却的蒸馏水 15ml，摇匀，用 $KMnO_4$ 标准溶液滴定，至溶液显粉红色且 30s 不退色即为终点。重复测定两次，见表 4-19-2，计算 $FeSO_4 \cdot 7H_2O$ 的百分含量。

表 4-19-2 硫酸亚铁测定数据记录

实验编号	1	2	3
m(试样)			
滴定管最初读数/ml			
滴定管最后读数/ml			
$V(KMnO_4)$/ml			
$FeSO_4 \cdot 7H_2O$/%			
$FeSO_4 \cdot 7H_2O$ 平均含量/%			

五、注 意 事 项

(1)不能用 $KMnO_4$ 法测定硫酸亚铁制剂。因为制剂中的一些辅料(如糖浆、淀粉等)也可被 $KMnO_4$ 氧化，影响测定结果。

(2)本实验也可用邻二氮菲亚铁为指示剂，终点时溶液颜色由深红色变为淡蓝色。

六、思 考 题

(1)标定 $KMnO_4$ 标准溶液时，需要注意控制哪些条件？

(2)是否可以用盐酸或硝酸调节 $KMnO_4$ 溶液的酸度？

(3)测定硫酸亚铁样品时，为什么要先加硫酸，再加新煮沸并放冷的蒸馏水？

实验二十 维生素 C 含量的测定

一、目 的 要 求

(1) 掌握常用滴定分析仪器的使用方法。

(2) 熟悉直接碘量法的原理和条件控制方法。

(3) 掌握淀粉指示剂的变色原理和终点颜色的判断。

二、基 本 原 理

维生素 C(Vc，$C_6H_8O_6$，$M_r=167.12$)又叫抗坏血酸，是一种水溶性维生素，水果和蔬菜中含量丰富。在氧化还原代谢反应中起调节作用，缺乏它可引起坏血病。维生素 C 具有较强的还原性，能被 I_2 定量氧化成脱氢抗坏血酸，反应方程式如下：

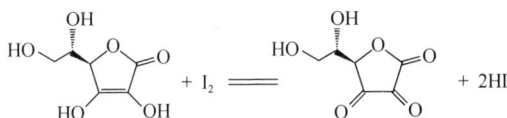

从上式看，碱性条件更有利于反应进行。但维生素 C 的还原性很强，在碱性溶液中易被空气中的 O_2 氧化，同时在碱性溶液中，I_2 发生歧化反应：

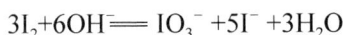

$$3I_2 + 6OH^- = IO_3^- + 5I^- + 3H_2O$$

因此，滴定时常需加入 HAc，使溶液保持一定的酸度。当反应达计量点时，存在下列计算关系：

$$n(C_6H_8O_6) = n(I_2)$$

$$Vc\% = \frac{c(I_2) \cdot V(I_2) \cdot M_r(Vc)}{m(样品)} \times 100\%$$

碘有挥发性和腐蚀性，不宜在分析天平上称量。一般用间接方法配制碘标准溶液。固体 I_2 在水中的溶解度很小，可加入 KI，使其形成 I_3^- 配离子，不但增加了 I_2 的溶解度，而且降低了 I_2 的挥发性。配成的碘溶液，既可用一级标准物质 As_2O_3 标定，也可用 $Na_2S_2O_3$ 标准溶液比较。本实验用 $Na_2S_2O_3$ 标准溶液进行比较，反应方程式为：

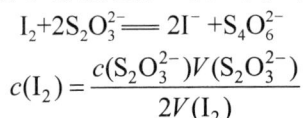

$$I_2 + 2S_2O_3^{2-} = 2I^- + S_4O_6^{2-}$$

$$c(I_2) = \frac{c(S_2O_3^{2-})V(S_2O_3^{2-})}{2V(I_2)}$$

滴定时用淀粉作指示剂。淀粉可与 I_2 作用形成蓝色配合物。

三、实验器材及试剂

1. 器材 移液管，棕色酸式滴定管，锥形瓶，洗瓶。

2. 试剂 $0.05mol \cdot L^{-1} I_2$，$2mol \cdot L^{-1} HAc$，$0.1xxxmol \cdot L^{-1} Na_2S_2O_3$ 标准溶液，维生素 C

片剂，1%淀粉。

四、实验步骤

1. 碘标准溶液的标定 准确移取 25.00ml I_2 溶液于 250ml 锥形瓶中，加 50ml 蒸馏水，用 $0.1mol \cdot L^{-1}$ $Na_2S_2O_3$ 标准溶液滴定至溶液呈浅黄色，再加 2ml 淀粉指示剂，继续滴定至蓝色消失。记录消耗的 $Na_2S_2O_3$ 标准溶液的体积，平行测定三次，计算 I_2 溶液的准确浓度见表 4-20-1。

表 4-20-1 I_2 标定数据记录

实验编号	1	2	3
滴定管最初读数/ml			
滴定管最后读数/ml			
$V(Na_2S_2O_3)$/ml			
$c(I_2)$/mol · L^{-1}			
平均浓度/mol · L^{-1}			

2. 维生素C含量的测定 准确称取 0.15g 左右(称至小数点后第四位)的维生素 C 片剂，置于 250ml 锥形瓶中，加入 25ml 新煮沸并冷却的蒸馏水，用玻璃棒压碎，搅拌使之溶解，再加入 $2mol \cdot L^{-1}$ HAc 溶液 5ml 和淀粉指示剂 2ml，立即用 I_2 标准溶液滴定，至出现稳定的浅蓝色并保持 30s 不褪色即为终点。记录 I_2 标准溶液的用量，平行测定三次，计算维生素 C 的平均含量见表 4-20-2。

表 4-20-2 维生素 C 测定数据记录

实验编号	1	2	3
m(试样)			
滴定管最初读数/ml			
滴定管最后读数/ml			
$V(I_2)$/ml			
Vc%			
平均含量/%			

五、注 意 事 项

(1) 碘标准溶液应避免与橡皮等有机物接触，亦要防止见光遇热，否则浓度会发生改变。

(2) 维生素 C 溶解后易被空气中氧气氧化，溶解后应立即滴定。

六、思 考 题

(1) 溶解样品时为什么要用新煮沸并冷却的蒸馏水？

(2) 加乙酸的目的是什么？

实验二十一 葡萄糖含量的测定

一、目 的 要 求

(1) 掌握用间接碘量法测定葡萄糖的原理和方法。

(2) 熟悉空白试验的操作和作用。

二、实 验 原 理

葡萄糖 $(C_6H_{12}O_6)$ 具有还原性,可用间接碘量法测定。在碱性介质中,向葡萄糖溶液中加入定量过量的 I_2 标准溶液,I_2 将葡萄糖定量氧化,再将溶液调至酸性,用 $Na_2S_2O_3$ 标准溶液回滴剩余的 I_2,便可计算葡萄糖含量。相关反应如下:

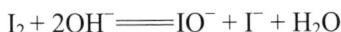

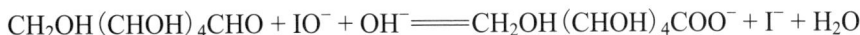

$$I_2 + 2OH^- \rightleftharpoons IO^- + I^- + H_2O$$

$$CH_2OH(CHOH)_4CHO + IO^- + OH^- \rightleftharpoons CH_2OH(CHOH)_4COO^- + I^- + H_2O$$

剩余的 NaIO 在碱性溶液中歧化成 NaI 和 $NaIO_3$:

$$3IO^- \rightleftharpoons IO_3^- + 2I^-$$

当溶液酸化后歧化产物又转化为 I_2 析出,再用 $Na_2S_2O_3$ 标准溶液滴定:

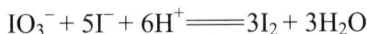

$$IO_3^- + 5I^- + 6H^+ \rightleftharpoons 3I_2 + 3H_2O$$

$$I_2 + 2S_2O_3^{2-} \rightleftharpoons S_4O_6^{2-} + 2I^-$$

反应的计量关系为:

$$I_2 \text{ —— } CH_2OH(CHOH)_4CHO \text{ —— } 2Na_2S_2O_3$$

葡萄糖的含量可用下式计算:

$$葡萄糖\% = \frac{c(I_2) \cdot V(I_2) - \frac{1}{2}c(Na_2S_2O_3)V(Na_2S_2O_3)}{m(样品)} M(葡萄糖) \times 100\%$$

三、实验器材及试剂

1. 器材 250ml 碘量瓶,25ml 移液管,50ml 滴定管,10ml 量筒,100ml 量筒。

2. 试剂 $0.05\times\times\times mol \cdot L^{-1}$ I_2 标准溶液,$0.1\times\times\times mol \cdot L^{-1}$ $Na_2S_2O_3$ 标准溶液,$0.1mol \cdot L^{-1}$ NaOH,$0.5mol \cdot L^{-1}$ H_2SO_4,0.5%淀粉,葡萄糖(原料药)。

四、实 验 步 骤

准确称取葡萄糖样品约 0.1g(准确至小数点后 4 位),置于碘量瓶中,加蒸馏水 30ml 溶解。加入 25.00ml I_2 标准溶液,滴加 40ml NaOH 溶液(轻摇慢滴)。密塞,暗处放置 10min。取出后加入 H_2SO_4 溶液 6ml,摇匀。用 $0.1mol \cdot L^{-1}$ $Na_2S_2O_3$ 标准溶液滴定剩余的 I_2,近终点时加入淀粉溶液 2ml,继续滴定至蓝色消失即为终点,记录所消耗 $Na_2S_2O_3$ 溶液的体积。

重复测定两次，见表 4-21-1，计算葡萄糖的百分含量。

表 4-21-1　葡萄糖测定数据记录

实验编号	1	2	3
m（试样）			
滴定管最初读数/ml			
滴定管最后读数/ml			
$V(Na_2S_2O_3)$/ml			
葡萄糖/%			
平均含量			

五、注 意 事 项

滴加 NaOH 溶液的速度不宜过快，否则生成的 NaIO 来不及氧化葡萄糖就发生歧化反应，生成不与葡萄糖反应的 IO_3^- 和 $2I^-$，致使测定结果偏低。

六、思 考 题

(1) 直接碘量法与间接碘量法指示剂的加入时间和颜色变化有何不同？

(2) 本实验怎样判断是否接近滴定终点？

实验二十二　水的总硬度测定

一、目 的 要 求

(1) 掌握配位滴定法的基本原理和操作方法。

(2) 熟悉配位滴定法测定水的总硬度的原理和方法。

(3) 了解金属指示剂的变色原理及滴定终点的判断。

二、实 验 原 理

水的总硬度是指水中 Ca^{2+}、Mg^{2+} 的总含量，通常以水中 Ca^{2+}、Mg^{2+} 的总浓度表示，规定 Ca^{2+}、Mg^{2+} 的总浓度为 $1mmol \cdot L^{-1}$ 时为 1°。一般把低于 4° 的水称为极软水，4°～8° 称为软水，8°～16° 称为中等硬水，16°～32° 称为硬水，大于 32° 称为超硬水。生活用水的总硬度一般不超过 25°。水的硬度是水质的一项重要指标。测定水的总硬度，一般采用配位滴定法。以 EDTA 为标准溶液，借助于金属指示剂确定滴定终点。常用的金属指示剂为铬黑 T（EBT），它在 pH 为 10 的 NH_3-NH_4Cl 缓冲溶液中呈蓝色，与 Ca^{2+}、Mg^{2+} 形成的配合物为酒红色。滴定反应如下（略去电荷）：

滴定前：　　　　　　　　　　　Mg + EBT $\rightleftharpoons$ Mg–EBT

滴定时：　　　Ca + EDTA $=\!=$ Ca–EDTA　　　Mg + EDTA $=\!=$ Mg–EDTA

终点时：　　Mg–EBT（酒红色）+ EDTA $=\!=$ Mg–EDTA + EBT（蓝色）

由于 $\lg K_s$(Mg–EBT) > $\lg K_s$(Ca–EBT)，因此滴定前，水样中加入铬黑 T，铬黑 T 优先与 Mg^{2+} 反应。又因为 $\lg K_s$(CaY) > $\lg K_s$(MgY)，所以滴定时 EDTA 与 Ca^{2+} 优先作用。当达到终点时，EDTA 夺取 Mg–EBT 中的 Mg^{2+}，形成 MgY 而将指示剂游离出来，溶液由酒红色变为纯蓝色。水的总硬度可按下式计算：

$$水的总硬度(mmol \cdot L^{-1}) = \frac{c(EDTA)V(EDTA)}{V_{水样}} \times 1000$$

上式中，浓度 c 和体积 V 的单位分别为 $mol \cdot L^{-1}$ 和 L。水硬度分为总硬度以及钙硬度和镁硬度，前者是指 Ca、Mg 总量，后者是指 Ca、Mg 分量。如测定钙硬度，可控制 pH 介于 12～13，选用钙指示剂，用 EDTA 滴定。镁硬度可由总硬度减去钙硬度求出。

EDTA 标准溶液一般用间接法配制。先用 EDTA 二钠盐配成近似浓度的溶液，然后以铬黑 T 为指示剂，用 NH_3–NH_4Cl 缓冲液调节 pH 10 左右，用基准物质进行标定。用 Zn 标定 EDTA 溶液时，EDTA 浓度的计算公式如下：

$$c(EDTA) = \frac{m(Zn)}{M(Zn)V(EDTA)}$$

三、实验器材及试剂

1. 器材　50ml 移液管，250ml 容量瓶，250ml 锥形瓶，试剂瓶，洗瓶，10ml 量筒，50ml 碱式滴定管，碎滤纸。

2. 试剂　$0.01mol \cdot L^{-1}$ EDTA，$9mol \cdot L^{-1}$ $NH_3 \cdot H_2O$，$6mol \cdot L^{-1}$ HCl，NH_3–NH_4Cl 缓冲溶液（pH=10），纯 Zn 粒，铬黑 T 指示剂。

四、实验步骤

（一）EDTA 标准溶液的标定

（1）准确称取纯 Zn 粒 0.16～0.17g（准确至小数点后第四位），置于烧杯中，加 $6mol \cdot L^{-1}$ HCl 溶液 5ml，搅拌溶解，移入 250ml 容量瓶中，定容备用。

（2）吸取上述标准溶液 25.00ml 于锥形瓶中，滴加 4 滴 $9 mol \cdot L^{-1}$ $NH_3 \cdot H_2O$ 溶液，再加入 10ml NH_3–NH_4Cl 缓冲溶液及 3 滴铬黑 T 指示剂，用 EDTA 溶液滴定至溶液由酒红色变为纯蓝色，记录所用 EDTA 溶液体积，重复测定两次，见表 4-22-1，计算 EDTA 溶液的准确浓度。

表 4-22-1　EDTA 标定数据记录

实验编号	1	2	3
滴定管最初读数/ml			
滴定管最后读数/ml			

续表

实验编号	1	2	3
V(EDTA)/ml			
c(EDTA)/mol·L^{-1}			
EDTA 平均浓度/mol·L^{-1}			

(二)水的总硬度测定

准确吸取水样 50.00ml 于锥形瓶中，加入 4 滴 9mol·L^{-1} NH$_3$·H$_2$O，再加入 5ml NH$_3$-NH$_4$Cl 缓冲溶液、3 滴铬黑 T 指示剂，用 EDTA 标准溶液滴定至溶液由酒红色变为纯蓝色，记录所消耗的 EDTA 溶液体积。重复测定两次，见表 4-22-2，计算水的总硬度。

表 4-22-2　水硬度测定数据记录

实验编号	1	2	3
滴定管最初读数/ml			
滴定管最后读数/ml			
V(EDTA)/ml			
水硬度/mmol·L^{-1}			
水硬度平均值/mmol·L^{-1}			

五、注 意 事 项

(1)配位反应进行较慢，因此滴定速度不宜过快，尤其临近终点时更应缓慢滴定并充分摇动。

(2)用 EDTA 测定水中的 Ca^{2+}、Mg^{2+}含量时，Al^{3+}、Fe^{3+}的存在会使结果偏高，可通过加入三乙醇胺消除，因为三乙醇胺能与 Al^{3+}、Fe^{3+}形成稳定的配合物，而不影响 Ca^{2+}、Mg^{2+}的测定。

六、思 考 题

(1)滴定时为什么要加入 NH$_3$-NH$_4$Cl 缓冲溶液？

(2)铬黑 T 指示终点的原理是什么？

(3)根据你的测定结果说明所测水样属于哪种类型？

实验二十三　自来水中氟含量的测定

一、实 验 目 的

(1)掌握离子选择性电极法测定离子含量的原理和方法。

(2)掌握标准曲线法的测定步骤。

(3)熟悉氟电极和饱和甘汞电极的结构和使用方法。

二、实验原理

氟是人体内重要的微量元素之一，少量氟可以促进牙齿珐琅质对细菌酸性腐蚀的抵抗力，防止龋齿，因此水处理厂常在自来水添加少量的氟。因此，监测饮用水中氟离子浓度非常重要。饮用水中氟的适宜浓度为 $0.5mg \cdot L^{-1}$ 左右，但氟的浓度过高会引发氟骨症和氟斑牙。

离子选择性电极是一种电化学传感器，其电极电位与溶液中某特定离子的浓度有关。氟离子选择性电极以 Ag-AgCl 作内参比电极，电极管内装有 $0.1mol \cdot L^{-1}$ NaCl-NaF 组成的内参比溶液，其敏感膜为 LaF_3 单晶，单晶中的 F^- 与溶液中的 F^- 进行离子交换而产生膜电位，膜电位的大小与溶液中的 F^- 浓度相关。以氟离子选择电极作指示电极，饱和甘汞电极作参比电极，与被测溶液组成原电池，电池的电动势 E 在一定条件下与氟离子活度 $a(F^-)$ 的关系符合 Nernst 方程：

$$E = K - \frac{2.303RT}{F} \lg a(F^-)$$

式中，K 为与电极有关的常数；R 为气体常数；T 为绝对温度。当溶液的离子强度不变时，用浓度代替活度，电池电动势与氟离子浓度 $c(F^-)$ 的对数成线性关系，298.15K 时：

$$E = K - 0.059 \lg c(F^-)$$

氟电极对 F^- 响应的线性范围宽为 $1mol \cdot L^{-1} \sim 10^{-6}mol \cdot L^{-1}$，在此范围内，可用标准曲线法进行定量测定。即配制一系列不同浓度的 F^- 标准溶液，测定相应电池电动势，制作标准曲线，在同样条件下测得试液的 E_x，由 $E \sim \lg c(F^-)$ 曲线求得测试液中的 F^- 浓度。

溶液酸度影响测定结果。在酸性溶液中 H^+ 离子与 F^- 离子形成 HF 或 HF_2^-，使测定结果偏低；在碱性溶液中，OH^- 在氟电极上与 F^- 产生竞争响应，同时 OH^- 也能与 LaF_3 晶体膜发生反应生成 $La(OH)_3$ 和 F^-，使测定结果偏高。氟电极测定的适宜酸度为 pH=5~6，常用缓冲溶液 HAc-NaAc 来调节溶液酸度。另外，能与 F^- 生成稳定配合物的阳离子如 Al^{3+}、Fe^{3+} 等以及能与 La^{3+} 形成配合物的阴离子会干扰测定，可用枸橼酸钠、EDTA、磺基水杨酸或磷酸盐等加以掩蔽。使用氟电极测定溶液中氟离子浓度时，通常是将控制溶液酸度、离子强度的试剂和掩蔽剂结合起来，用总离子强度调节缓冲溶液(Total Ionic Strength Adjustment Buffer, TISAB)来控制最佳测定条件。本实验的 TISAB 的组成为 NaCl、HOAc-NaOAc 和枸橼酸钠。

三、实验器材及试剂

1. 器材 pHS-3B 型酸度计，氟离子选择性电极，甘汞电极，电磁搅拌器，50ml 容量瓶，25ml 移液管，5ml 刻度吸管，聚四氟乙烯烧杯。

2. 试剂 $10\mu g \cdot ml^{-1}F^-$ 标准溶液[①]，总离子强度调节缓冲溶液(TISAB)[②]。

---

①$10\mu g \cdot ml^{-1}F^-$ 标准溶液配制：准确称取 120℃下烘干 2h 并冷却至室温的优级纯 NaF 0.0221g 于小烧杯中，用蒸馏水溶解后，转移至 1000ml 容量瓶中，稀释至刻度，然后转入洗净、干燥的塑料瓶中。

②总离子强度调节缓冲溶液(TISAB)配制：于 1000ml 烧杯中加入 500ml 蒸馏水、57ml 冰乙酸、58gNaCl 和 12g 枸橼酸钠，搅拌至溶解。将烧杯置于冷水中，缓慢加入 NaOH 溶液(6 mol/L)，至溶液的 pH = 5.0~5.5。冷却至室温，转入 1000ml 容量瓶中，用水稀释至刻度，摇匀。

四、实验步骤

1. 氟标准溶液的配制 准确吸取 $10\mu g \cdot ml^{-1} F^-$ 标准溶液 0.00，1.00，2.00，3.00，4.00，5.00ml，分别置于 50ml 容量瓶中，各加入 TISAB 10ml，用蒸馏水稀释至刻度，摇匀。

2. 标准曲线的绘制 将上述配好的标准溶液分别倒入 50ml 聚四氟乙烯烧杯中，将氟离子选择性电极和饱和甘汞电极浸入溶液中，在电磁搅拌下，测定电池电动势。测量的顺序由稀到浓，在转换溶液时，用水冲洗电极，再用滤纸吸去附着溶液。作 $E\text{-lg}c(F^-)$ 图，即得标准曲线。

3. 试样中氟含量的测定 吸取水样 50.00ml 于 100ml 容量瓶中，加入 10ml TISAB，用去离子水稀释定容，摇匀。按标准溶液的测定步骤，测定水样的电池电动势。利用标准曲线计算自来水中氟离子的浓度。

五、注意事项

(1)电极在使用前应按说明书进行活化、清洗。

(2)测定时，应按溶液从稀到浓的次序进行，搅拌速度、时间要一致。电极不宜在浓溶液中长时间浸泡，以免影响检出下限。

(3)电极使用后，应清洗至其电位为空白电位值，擦干，按要求保存。

六、思考题

(1)测定 F^- 离子时，为什么要控制酸度，pH 过高或过低有何影响？

(2)总离子强度调节缓冲液有何作用？

实验二十四 分光光度法测定自来水中铁的含量

一、目的要求

(1)掌握磺基水杨酸法测定铁的原理和方法。

(2)了解分光光度计的构造、性能及使用方法。

二、实验原理

根据 Lambert-Beer 定律：当一束单色光通过一定厚度 b 的溶液时，溶液对光的吸收程度 A 与溶液的浓度 c 成正比。即

$$A=\varepsilon bc$$

其中，ε 是摩尔吸光系数，与被测物质的性质和入射光的波长有关；b 为溶液厚度，对于指

定的比色皿，其为定值。

吸光度与入射光的波长有关。改变入射光波长测定溶液的吸光度，以吸光度为纵坐标，入射光波长为横坐标作图，可得吸收曲线。吸收曲线最高点对应的波长称为最大吸收波长 λ_{max}。固定入射光波长，测定不同浓度标准溶液的吸光度，以吸光度为纵坐标，标准溶液浓度为横坐标作图，可得标准曲线。与标准溶液相同的条件下测定未知溶液的吸光度，利用标准曲线可求出未知溶液的浓度。为获得较高的灵敏度，通常以最大吸收波长为入射光进行测定。

可见分光光度法只能测定有色物质，自来水中的 Fe^{3+} 因浓度较低而近乎无色，可用磺基水杨酸作显色剂将其转化为有色物质。在 pH 为 4.0～8.0 的条件下，磺基水杨酸与 Fe^{3+} 离子反应生成稳定的橙红色配合物，反应方程如下：

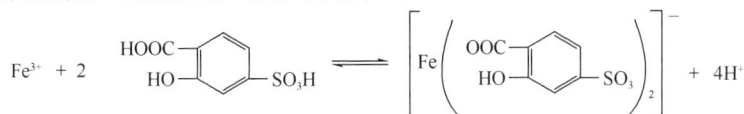

$$Fe^{3+} + 2\ \underset{HO}{\overset{HOOC}{\diagdown}} \hspace{-0.5em} \text{——} \hspace{-0.5em} SO_3H \rightleftharpoons \left[Fe \left(\underset{HO}{\overset{OOC}{\diagdown}} \hspace{-0.5em} \text{——} \hspace{-0.5em} SO_3 \right)_2 \right]^{-} + 4H^{+}$$

测定 Fe^{2+} 时，可先用 HNO_3 氧化，再加磺基水杨酸显色。

三、实验器材及试剂

1. 器材　723 型分光光度计，10ml 容量瓶或比色管，吸量管，坐标纸。

2. 试剂　$0.1g \cdot L^{-1}$ Fe^{3+} 标准溶液[①]，$0.2mol \cdot L^{-1}$ HNO_3，$0.25mol \cdot L^{-1}$ 磺基水杨酸[②]，pH=4.7 缓冲溶液[③]。

四、实验步骤

1. 标准溶液的配制　取 6 只 10ml 容量瓶或比色管编号后按表 4-24-1 配制标准溶液，摇匀放置 20min。

表 4-24-1　铁标准溶液的配制

	1	2	3	4	5	6
$V(Fe^{3+})$/ml	0.00	0.20	0.40	0.60	0.80	1.00
$V(HNO_3)$/ml	1.00	0.80	0.60	0.40	0.20	0.00
V(磺基水杨酸)/ml	1.00	1.00	1.00	1.00	1.00	1.00
V(缓冲溶液 pH=4.7)/ml	1.00	1.00	1.00	1.00	1.00	1.00
$V_{总}$/ml	10.00	10.00	10.00	10.00	10.00	10.00
$c(Fe^{3+})/g \cdot L^{-1}$						
吸光度 A						

①Fe^{3+} 铁标准溶液的配制：称取 0.8640g 分析纯 $NH_4Fe(SO_4)_2 \cdot 12H_2O$，加入 100ml $2mol \cdot L^{-1}HNO_3$ 溶液，搅拌使其溶解，加入适量蒸馏水，然后转移到 1000ml 容量瓶内定容，其浓度为 $0.1g \cdot L^{-1}$。

②$0.25mol \cdot L^{-1}$ 磺基水杨酸的配制：称取 5.4g 磺基水杨酸溶于 50ml 蒸馏水中，加入 5～6ml $10mol \cdot L^{-1}$ 氨水，并用水稀释至 100ml。

③pH=4.7 的缓冲溶液的配制：将 100ml $6.0\ mol \cdot L^{-1}HCl$ 溶液与 380ml $50g \cdot L^{-1}NaAc \cdot 3H_2O$ 溶液混合而成。

2. 最大吸收波长的选择 在 330～800nm 范围内扫描吸收光谱，确定最大吸收波长。

3. 标准曲线的制作 在最大吸收波长处，以 1 号溶液为空白溶液，分别测定 2～6 号标准溶液的吸光度，测定数据填入表 4-24-1 中。以 Fe^{3+} 浓度为横坐标，吸光度为纵坐标绘制标准曲线。

4. 自来水中铁含量的测定 吸取自来水 5.00ml，转移到 10ml 容量瓶或比色管中，加入 1.00ml 0.2mol·L^{-1} HNO_3 溶液、1.00ml 0.25mol·L^{-1} 磺基水杨酸、1.00ml pH=4.7 的缓冲溶液，用蒸馏水稀释到刻度，摇匀，放置 20min，测其吸光度。在标准曲线上找到其浓度，并换算出自来水中铁的含量。

五、注 意 事 项

(1) 配制的溶液需要放置 20min 后测量，以保证反应充分进行。
(2) 不测量时应打开仪器样品室盖，以防光电管被长期照射而降低使用寿命。

六、思 考 题

(1) 配制标准溶液时加入 HNO_3 的目的是什么？缓冲溶液的作用是什么？
(2) 为什么用最大吸收波长做入射光进行测量？

第五部分　分离与提纯

从含有目标分子的混合物中，经提取、精制并加工成高纯度的、符合规定的各种物质的过程，称为分离与提纯。分离纯化的方法很多，主要有重结晶、过滤、蒸馏、升华、萃取、色谱、离子交换等。在进行分离提纯之前，需要弄清楚混合物中可能有哪些组分，每种组分的含量是多少，然后根据各组分的物理化学性质如沸点、熔点、溶解度、酸碱性等的差异来确定合适的方法。有时混合物的组成比较复杂，提纯时需要同时使用多种方法。

实验二十五　粗食盐的精制

一、目 的 要 求

(1) 掌握食盐精制的原理及检验纯度方法。
(2) 掌握研磨、溶解、过滤、蒸发、干燥等基本操作。

二、实 验 原 理

粗食盐中含有泥沙等不溶性杂质和 Ca^{2+}、Mg^{2+}、SO_4^{2-} 等可溶性杂质。不溶性杂质可用溶解、过滤的方法除去，可溶性杂质可用适当的试剂使其生成难溶性化合物，再通过过滤除去。

首先，在粗食盐的溶液中加入稍过量的 $BaCl_2$ 溶液，将 SO_4^{2-} 转化为难溶的 $BaSO_4$ 沉淀。

$$Ba^{2+} + SO_4^{2-} = BaSO_4\downarrow$$

过滤除去 $BaSO_4$ 沉淀，并向滤液中依次加入 $NaOH$ 溶液和 Na_2CO_3 溶液除去 Ca^{2+}、Mg^{2+} 和过量的 Ba^{2+} 离子。

$$2Mg^{2+} + 2OH^- + CO_3^{2-} = Mg_2(OH)_2CO_3\downarrow$$
$$Ca^{2+} + CO_3^{2-} = CaCO_3\downarrow$$
$$Ba^{2+} + CO_3^{2-} = BaCO_3\downarrow$$

过量的 $NaOH$ 和 Na_2CO_3 可用盐酸中和。

三、实验器材及试剂

1. 器材　研钵，台秤，100ml 烧杯，10ml 量筒，100ml 量筒，药匙，蒸发皿，玻璃棒，酒精灯，普通漏斗，漏斗架，洗瓶，石棉网，试管及试管架，滴管，滤纸，pH 试纸。

2. 试剂　粗食盐，$1mol \cdot L^{-1} BaCl_2$，$1mol \cdot L^{-1} Na_2CO_3$，$1mol \cdot L^{-1} NaOH$，$6mol \cdot L^{-1} HAc$，

$2mol \cdot L^{-1} HCl$，$0.5mol \cdot L^{-1} (NH_4)_2C_2O_4$，镁试剂[①]。

四、实 验 步 骤

(一)粗食盐的精制

1. 称量与溶解　称取研细的粗食盐 2g，转入 100ml 烧杯中。加入 20ml 蒸馏水，加热搅拌，使粗食盐溶解(不溶物沉于底部)。

2. 除去 SO_4^{2-} 离子　向沸腾的粗食盐溶液中逐滴加入 $1mol \cdot L^{-1} BaCl_2$ 溶液 1ml，继续加热 5min，静置。于上清液中补加 1 滴 $BaCl_2$ 溶液，若无浑浊出现，表明 SO_4^{2-} 已沉淀完全。过滤，弃去沉淀。

3. 除去 Ca^{2+}、Mg^{2+}、Ba^{2+} 离子　滤液中依次加入 $1mol \cdot L^{-1} NaOH$ 溶液 1ml 及 $1.5mol \cdot L^{-1} Na_2CO_3$ 溶液 1ml，加热至沸腾，静置、过滤，弃去沉淀。

4. 除去 OH^- 和 CO_3^{2-} 离子　向滤液中逐滴加入 $2mol \cdot L^{-1} HCl$ 溶液，至溶液呈弱酸性(pH=4～6)。

5. 蒸发干燥　将溶液转移至蒸发皿中，小火加热干燥。放冷称重，计算产率。

(二)纯度检验

取粗食盐和精制食盐各 0.5g，分别加入 5ml 蒸馏水使其溶解并进行下列检验。

1. SO_4^{2-} 的检验　取上述溶液各 1ml，分别置于两支试管中，各滴加 2 滴 $BaCl_2$ 溶液，检查有无沉淀生成。若有沉淀生成，再加入 $2 mol \cdot L^{-1} HCl$ 至溶液呈酸性。沉淀如不溶解，表明有 SO_4^{2-} 离子存在。

2. Ca^{2+} 的检验　取上述溶液各 1ml，分别置于两支试管中，各滴加 $6mol \cdot L^{-1} HAc$ 使溶液呈酸性，再分别加入 2 滴 $0.5 mol \cdot L^{-1} (NH_4)_2C_2O_4$，观察是否有白色沉淀生成。

3. Mg^{2+} 的检验　取上述溶液各 1ml，分别置于两支试管中，各滴加 4～6 滴 $1mol \cdot L^{-1} NaOH$ 溶液，使溶液呈碱性，然后再各加 2 滴镁试剂，观察有无天蓝色沉淀生成。

五、注 意 事 项

(1)在加热蒸发之前，一定要先加盐酸使溶液的 pH<7，且不能用其他酸，以免引入其他杂质。

(2)在蒸发过程中要不断搅拌，防止局部受热；同时，不可将溶液蒸干。

六、思 考 题

(1)在除 SO_4^{2-}、Ca^{2+}、Mg^{2+} 等离子时，为什么要先加 $BaCl_2$ 溶液，后加 Na_2CO_3 溶液？

[①]镁试剂学名为对硝基苯偶氮间苯二酚，它是一种有机染料，在碱性环境中呈红色或紫色，被 $Mg(OH)_2$ 吸附后呈天蓝色沉淀。

顺序倒置对实验有何影响?

(2)加入沉淀剂除 SO_4^{2-}、Ca^{2+}、Mg^{2+}、Ba^{2+}时,为何要加热?

(3)如果产率过高,可能的原因是什么?

实验二十六　常 压 蒸 馏

一、目 的 要 求

(1)掌握常压蒸馏的原理及其基本操作方法。

(2)了解常压蒸馏的应用。

二、实 验 原 理

液体加热变为蒸气,然后使蒸气冷却再凝结为液体,这两个过程的联合操作称为蒸馏。蒸馏是分离液体混合物的常用方法。通过蒸馏可把沸点相差较大(30℃以上)的两种或两种以上的液体混合物逐一分开,也可将易挥发物和难挥发物分开,达到纯化的目的。除此之外,借助蒸馏还可以测定液体的沸点以进行纯度鉴定和定性分析。

常压蒸馏的方法不能分离共沸混合物,如乙醇和甲苯形成的二元共沸物含有 68%的乙醇和 32%的甲苯,在 76.7℃沸腾;乙醇与水形成的二元共沸物中含有 95.5%的乙醇和 4.5%的水,在 78.1℃沸腾。它们具有固定的沸点,不能用常压蒸馏分开。

单次蒸馏(简单蒸馏)只能使液体混合物得到初步的分离。为了获得高纯度的产品,理论上可采用分馏和精馏的方法,即经过多次反复汽化和冷凝,得到纯度更高的物质。在实验室中,分馏常采用分馏柱来实现,而精馏需要专门的精馏塔来完成。

为了消除在蒸馏过程中的局部过热现象,防止暴沸,常加入素烧瓷片、沸石或一端封口的毛细管。如果加热前忘加沸石,应停止加热,待液体稍冷后再加;如果沸腾中途停止,则在重新加热前需加入新的沸石。

自来水中常含有 K^+、Na^+、Ca^{2+}、Mg^{2+}、Cl^-、SO_4^{2-} 及某些气体等杂质。若用自来水配制溶液,这些杂质可能会与溶质分子发生反应,或者对实验产生干扰和影响。因此,溶液的配制都要用纯水。实验室用纯水通常是蒸馏水。由于绝大部分无机盐不易挥发,因此蒸馏可以去除绝大多数阴阳离子而得到纯水。

三、实验器材及试剂

1. 器材　250ml 蒸馏烧瓶,蒸馏头,温度计套管,0~150℃温度计,直形冷凝管,尾接管,锥形瓶,铁架台,铁夹,电热套(或者铁圈、石棉网、酒精灯),量筒,沸石,乳胶管,长颈漏斗。

2. 试剂　$0.1mol \cdot L^{-1} AgNO_3$,$0.1mol \cdot L^{-1} BaCl_2$,$0.1mol \cdot L^{-1} HNO_3$,$NH_3$-$NH_4Cl$ 缓冲溶液,铬黑 T 指示剂,溴麝香草酚蓝指示剂,甲基红指示剂。

四、实验步骤

(一)常压蒸馏

(1)常压蒸馏装置见图 5-26-1,一般由热源、蒸馏瓶、温度计、冷凝管、尾接管和接收瓶组成。仪器装配的顺序为:从热源开始,由下而上,从左至右,依次安装。整个装置要求横平竖直,无论从正面或侧面观察,各仪器的轴线都要处在同一平面内。装置安装好后,通入冷凝水,下端进水,上端出水。

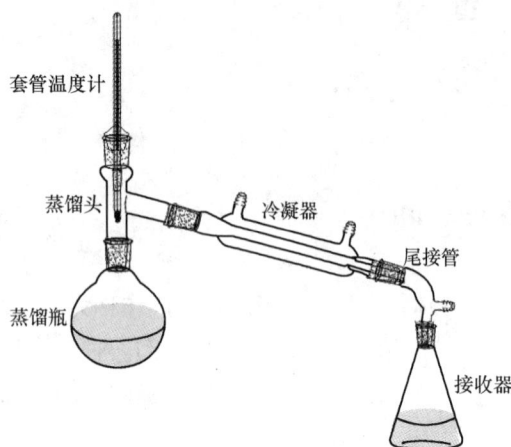

图中标注:
套管温度计
蒸馏头
冷凝器
尾接管
蒸馏瓶
接收器

图 5-26-1 常压蒸馏装置

(2)将待蒸自来水 150ml 经长颈漏斗加入蒸馏瓶中,漏斗的下端须伸到蒸馏瓶支管以下,以防液体从支管流出。加入 3~5 粒沸石,装好温度计,注意:温度计插入的深度以其水银球上端部位恰好伸入到蒸馏头支管以下处为准。

(3)先打开冷凝水龙头,缓缓通入冷水,然后开始加热。当液体沸腾,蒸气到达水银球部位时,温度计读数急剧上升,调节热源温度,使蒸馏速度以每秒 1~2 滴为宜,此时温度计水银球上挂有液滴。

蒸馏完毕,先撤除热源,待体系稍冷后关闭冷凝水,然后与安装相反的顺序拆卸装置,洗净并收拾好仪器。

(二)水质检验

1. 酸度的检验 取两支试管,各加蒸馏水 2ml,在一支试管中滴加 2 滴甲基红指示剂,另一支试管中滴加 2 滴溴麝香草酚蓝指示剂,观察现象。与自来水进行对照。

2. 氯离子、硫酸根离子的检验 取两支试管,各加蒸馏水 2ml,第一试管中滴加 2 滴 $0.1mol \cdot L^{-1}HNO_3$ 和 2 滴 $0.1mol \cdot L^{-1}AgNO_3$,第二只试管中加入 2 滴 $0.1mol \cdot L^{-1}BaCl_2$ 溶液,振荡,观察现象。与自来水进行对照。

3. 钙离子、镁离子的检验 试管中加入蒸馏水 2ml,然后加入 10 滴 NH_3–NH_4Cl 缓冲溶液,摇匀后加入 2 滴铬黑 T,观察现象。与自来水进行对照。

五、注意事项

(1)常压蒸馏装置应通大气,决不能形成封闭系统,因为封闭系统在加热时会引发爆炸危险。

(2)进行蒸馏时,应使蒸馏瓶内剩余少量液体,不可蒸干。

六、思　考　题

(1) 蒸馏时，加入沸石目的是什么？如果加热后才发现没加沸石怎么办？当重新蒸馏时，用过的沸石能否继续使用？

(2) 蒸馏法测定沸点时，对温度计水银球的位置有何要求，为什么？

实验二十七　减　压　蒸　馏

一、目　的　要　求

(1) 掌握减压蒸馏的基本原理。

(2) 熟悉旋转蒸发仪的操作技术。

二、实　验　原　理

液体的沸点随外界压力的变化而变化，如果借助于真空泵降低系统内压力，就可以降低液体的沸点，这就是减压蒸馏的理论依据。许多有机化合物，特别是高沸点(200℃以上)的有机物，若用常压蒸馏，往往在达到沸点之前就会受热反应，或因沸点太高难以蒸出。要分离和提纯这类物质，常采用减压蒸馏的方法。在实际操作中，常需要根据物质的正常沸点控制系统压力，或者根据系统压力估计物质的沸点。不同压力下，液体的沸点常用图 5-27-1 进行估计。

例如：乙酰乙酸乙酯常压下的沸点为 180℃，减压到 18mmHg 时，它的沸点为连接 B 线 180℃ 与 C 线 18mmHg 两点的连线，延长到 A 线的交点 78℃，即乙酰乙酸乙酯 18mmHg 时的沸点约为 78℃。

图 5-27-1　沸点-压力近似图

旋转蒸发仪是一种常用的减压蒸馏设备，其结构如图 5-27-2 所示，主要包括旋转主机、冷凝器、蒸馏瓶、接受瓶、恒温水浴和真空泵组成。

蒸馏瓶是一个标准磨口的茄形瓶，通过冷凝器与减压泵相连，在冷凝器与减压泵之间有一三通活塞(图 5-27-2 中 12，13，14)，当体系与大气相通时，可以将蒸馏瓶和接收瓶取下，转移溶剂。当系统与减压泵相通时，则系统处于减压状态。使用时，应先减压，再开动电机转动蒸馏瓶；结束时，应先停机，再通大气，以防蒸馏烧瓶在转动过程中脱落。

旋转蒸发时，蒸馏瓶的旋转可产生汽化中心，因此蒸馏时不必加入沸石，同时旋转使

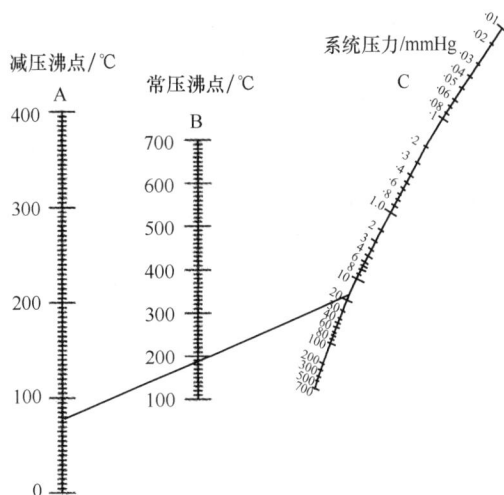

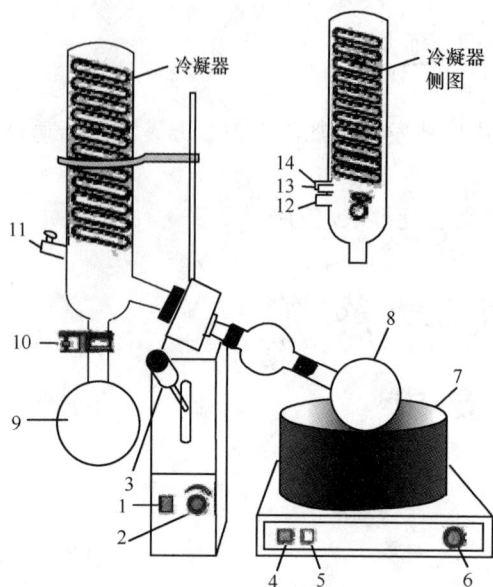

图 5-27-2　旋转蒸发仪

1. 电源；2. 转速调节；3. 升降柄；4. 水浴锅电源；5. 指示灯；6. 温度调节；7. 恒温水浴锅；8. 蒸馏瓶；9. 接收瓶；10. 固定夹；11. 放气阀；12. 真空泵接口；13. 冷凝器进水口；14. 冷凝器出水口

料液附于瓶壁形成一层薄膜，蒸发面积增加，蒸发速率大大加快。旋转蒸发仪主要用于在减压条件下蒸馏易挥发性溶剂，以进行萃取液的浓缩和色谱分离时溶剂的回收。

三、实验器材及试剂

1. 器材　旋转蒸发仪。

2. 试剂　乙酸乙酯。

四、实验步骤

(1) 按照图 5-27-2 将仪器各部分连接好。

(2) 加 100ml 乙酸乙酯于 250ml 蒸馏瓶中，蒸发瓶连接到仪器上，用卡口卡好，确保装置不漏气。

(3) 调节水浴温度为 28℃，调节接收瓶的高度，使其浸入恒温浴液。

(4) 打开冷却水，开启真空泵，关闭放气阀，抽气 1~2min，当真空度达到 2.4kPa(18mmHg)且保持稳定后，调节旋转速度，进行蒸发。

(5) 蒸发结束时，先停止加热，慢慢调转速为零，再打开放气阀，关闭真空泵，最后取下接收瓶，回收馏出液。

五、注意事项

(1) 蒸馏瓶中液体的量不超过瓶体积的 1/2。

(2) 水浴锅加热前应先注水，禁止无水干烧。

六、思考题

(1) 在什么情况下必须采用减压蒸馏？

(2) 减压蒸馏采用旋转蒸发仪有什么好处？

实验二十八　纸　色　谱

一、目的要求

(1) 学习纸色谱的原理。

(2) 掌握纸色谱法分离鉴定氨基酸的方法。

二、实 验 原 理

纸色谱是以滤纸为支持物的色谱方法，主要用于极性亲水化合物如醇类、羟基酸、氨基酸、糖类和黄酮类等物质的分离检验。纸色谱属于液-液分配色谱，它用特制的滤纸作为载体，以吸附在滤纸上的水分作为固定相，以与水不相混溶的有机溶剂（展开剂）作为流动相。样品溶液点在纸上，溶质在固定相和流动相之间不断地进行分配，由于结构的不同，混合物中的各组分在两相中的分配系数不同，极性大的物质，在水相中分配的多，在有机相中分配的少；极性小的物质在有机相中分配的多，在水相中分配的少。通过滤纸的毛细管作用，流动相在滤纸上缓缓移动，带动样品中的各个组分以不同的速度前行，极性大的组分移动的速度会慢一些，极性小的组分移动的速度会快一些，一定时间以后，混合物中的不同组分就会分开一定距离，从而达到分离的目的。

色谱分离时，通常用比移值 R_f 表示某一化合物在滤纸上的相对位置。比移值是指溶质在滤纸上移动的距离和溶剂移动距离的比值：

$$R_f = \frac{溶质移动的距离(原点到层析斑点中心的距离)}{溶剂移动的距离(原点到溶剂前沿的距离)}$$

在相同的实验条件（相同的温度、溶剂、滤纸等）下，同一物质的 R_f 值为一定值，因此，可用标准物质进行对照来进行化合物的鉴定。

纸上色谱法由于所需样品少，仪器设备简单，操作方便，因而广泛用于有机化合物的分离、鉴定，特别是适用于相对分子质量大和沸点高的化合物的分离鉴定。

本实验用纸色谱法分离谷氨酸与胱氨酸的混合物，以正丁醇、乙醇与水的混合液为展开剂，用茚三酮为显色剂。在受热的情况下，氨基酸可与茚三酮反应形成紫色物质而显色。

三、实验器材及试剂

1. 器材　吹风机，剪刀，铅笔，尺子，培养皿，点样管（直径 1nm），滤纸（新华 1 号），滤纸条（2cm×1cm），镊子，圆规。

2. 试剂　0.5%谷氨酸水溶液，0.5%胱氨酸水溶液，氨基酸混合物，展开剂-显色剂①。

四、实 验 步 骤

1. 打孔　取圆形滤纸一张，直径比培养皿大 2cm 左右，自滤纸中心处以 1cm 为半径用铅笔画一圆圈（画圆时不可折叠滤纸），将此圆圈分成 3 等份，在滤纸边缘对应每一等份的位置用铅笔标上谷、胱、混字样，然后在滤纸的圆心处用打孔器打一小孔（孔之大小恰好使纸芯从滤纸无字一面插入）。

2. 点样　将滤纸平放在干净且干燥的培养皿上，在圆圈上相应的点上分别用毛细管点

---

①在 $V_{正丁醇}:V_{乙醇}:V_水=4:1:5$ 的混合液中加茚三酮，配成 $5g\cdot L^{-1}$ 茚三酮溶液。

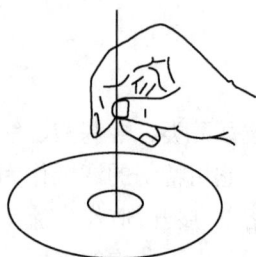

图 5-28-1　点样

上谷氨酸、胱氨酸和混合氨基酸样品水溶液，如图 5-28-1 所示。

点样时毛细管中的溶液要尽量少，与纸面接触时间应尽量短，可重复点样 2~3 次，斑点直径不宜超过 0.3cm。

取规格为 2cm×1cm 的同样质料滤纸条卷起作纸芯，插入小孔中，既不紧也不松，纸芯上端要尽量与纸面相齐，下端刚好接触培养皿底为宜。

3. 展开　将 10ml 展开剂-显色剂倒入干燥的培养皿中，切勿使展开剂沾到培养皿的上沿，将点样后的滤纸盖在培养皿上，滤纸条浸入展开剂，并用同样大小的培养皿扣在滤纸上面，使之形成密闭系统。

当展开剂-显色剂的前沿接近培养皿边缘时，取出滤纸，拔去纸芯，迅速用铅笔标出展开剂前沿的位置。

4. 吹干显色　用吹风机的热风将滤纸吹干至显出各氨基酸的弧形色带。培养皿中剩余展开剂回收。

5. 计算 R_f　用铅笔将各氨基酸的弧形色带圈出，如图 5-28-2 所示。计算各种氨基酸的 R_f 值。比较各氨基酸的 R_f 值，确定混合样品中的各种组分。

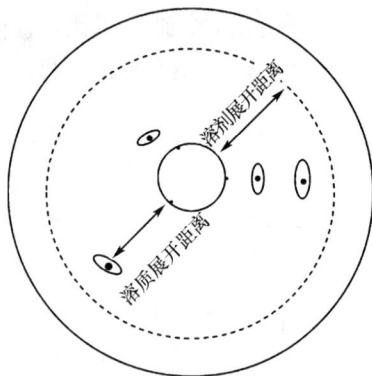

图 5-28-2　色谱图

五、注　意　事　项

(1)纸色谱点样点的直径不宜超过 0.3 cm，斑点过大或点样量过多，则不同组分之间可能会相互重叠，影响分离效果。

(2)色谱用滤纸尽量不要用手直接接触，可用镊子夹取，以免污染滤纸。

六、思　考　题

(1)影响 R_f 值的因素有哪些？如何利用 R_f 值对物质进行定性分析？

(2)显色时为什么要用吹风机的热风吹干，冷风行不行，为什么？

(3)在滤纸上标记样品名称时，为什么必须用铅笔？用钢笔或圆珠笔行不行？

(4)若不慎将展开剂-显色剂弄到手上，将会使皮肤表面发生颜色变化。变色的原因是什么？

实验二十九　柱　色　谱

一、目　的　要　求

(1)掌握柱色谱的基本原理和分离操作技术。

(2)了解固定相、流动相的选择原则。

(3)熟悉洗脱顺序的判断方法。

二、基 本 原 理

柱色谱是医药研究中常用的分离方法。柱色谱法分为吸附柱色谱法和分配柱色谱法两种。实验室中最常用的是吸附柱色谱法。吸附柱色谱是以固体吸附剂为固定相，以液体洗脱剂为流动相，利用混合物中各组分在固定相上的吸附能力以及在流动相中的溶解能力不同而达到分离的目的。操作时，通常是在玻璃柱中装入多孔性或粉末状吸附剂，将被分离的样品从柱子上端加入到已装好的色谱柱中，用洗脱剂洗脱，样品各组分在吸附剂上的吸附能力以及洗脱剂中的溶解能力不同，下移的速率也不同，经过一段时间的洗脱，样品各组分被分成不同的层次。若被分离的样品为有色物质，则在柱中自上而下形成若干色带，分别收集不同的色带，就可以获得单一的纯净物质。

吸附剂和洗脱剂的选择是柱色谱成败的关键。良好的吸附剂应不溶于洗脱剂，不与被分离的物质发生反应，组成恒定、颗粒均匀、大小适宜。实验室常用的吸附剂有三氧化二铝、硅胶、活性炭等。三氧化二铝极性较大，主要用于分离极性较大的物质；硅胶是中等极性的吸附剂，可用于分离各种物质；活性炭为非极性吸附剂，主要用于分离非极性或极性较小的物质。

洗脱剂的选择应根据被分离样品中各组分的极性、溶解度和吸附剂的活性来考虑。洗脱剂使样品沿着固定相移动的能力称为洗脱能力。在硅胶和氧化铝柱上，洗脱能力按以下顺序排列：

石油醚＜甲苯＜二氯甲烷＜氯仿＜乙醚＜乙酸乙酯＜丙酮＜乙醇＜甲醇＜水

洗脱时，一般先用极性相对较小的洗脱剂，然后逐渐增大洗脱剂的极性，使各组分依次洗出。

色谱柱填装的质量也是影响色谱结果的重要因素。吸附剂填充必须平整、均匀紧密，柱中没有气泡和缝隙；柱高和直径之比一般在 8∶1 左右为宜。装柱有干法和湿法两种。干法装柱是将吸附剂从色谱柱上端均匀装入柱内，填装均匀紧密，然后用洗脱剂冲洗色谱柱，直到吸附剂全部润湿，均匀无气泡为止。湿法装柱是将吸附剂和适量的洗脱剂混合后装入柱子，陈化一定时间后使用。

三、实验器材及试剂

1. 器材　色谱柱（1cm×15cm），铁架台（带铁夹），小漏斗，25ml 量筒，50ml 锥形瓶。

2. 试剂　脱脂棉，中性氧化铝，95%乙醇溶液，蒸馏水，$0.1g \cdot L^{-1}$ 亚甲蓝和甲基橙的乙醇溶液。

四、实 验 步 骤

1. 装柱　本实验采用干法装柱。取少许脱脂棉放入干净的色谱柱底部。从柱子上端放一漏斗，慢慢加入 8ml 色谱用的中性氧化铝，用手指或洗耳球轻轻敲打柱身，使之填装均匀密实。将色谱柱固定在铁架台上，如图 5-29-1。向柱中加入 15ml 95%乙醇溶液，让液体

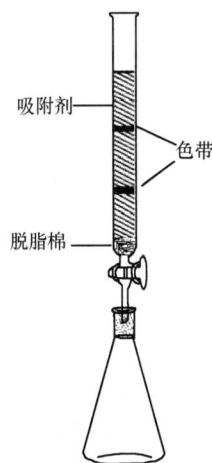

图 5-29-1　柱色谱装置图

慢慢流过色谱柱,直到氧化铝全部润湿,均匀无气泡为止。

2. 加样　当柱中液面下降至距离氧化铝柱表面 1~2mm 时,沿管壁加入 3 滴已配好的 $0.1g \cdot L^{-1}$ 亚甲蓝和甲基橙的乙醇溶液。

3. 展开　当液面刚好流到氧化铝上面时,迅速用滴管小心沿管壁加入 3ml 95%乙醇溶液进行洗脱,当洗脱液快流完时,应补加适量的 95%乙醇溶液。注意,整个洗脱过程不能使液面低于氧化铝柱面。亚甲蓝因极性小首先向下移动,极性较大的甲基橙则留在柱的上端,形成不同的色带。当最先下行的色带快流出时,更换接受瓶,继续洗脱,至滴出液近无色为止。换水作为洗脱剂,这时甲基橙向柱子下部移动,用另一接受瓶收集。

五、注 意 事 项

(1)色谱柱下端应塞一小块脱脂棉以防止氧化铝漏出,砂芯色谱柱除外。
(2)吸附剂填装要均匀平整,不要留有气泡或者有断层出现。
(3)洗脱时,先用极性较小的洗脱剂洗脱,再用极性较大的洗脱剂洗脱。

六、思 考 题

(1)为什么要等到液面下降至氧化铝表面 1~2mm 时再加样品?
(2)色谱柱中吸附剂出现断层或起泡,对分离效果有何影响?

实验三十　薄 层 色 谱

一、目 的 要 求

(1)掌握薄层色谱的原理与操作技术。
(2)熟悉薄层色谱的应用。

二、实 验 原 理

薄层色谱法,它是一种快速、简便和应用广泛的色谱方法。薄层色谱法是把吸附剂(固定相)均匀的涂铺在表面光洁的玻璃板(称薄层板)上,将待分析样品滴加在薄层板的一端,放在密闭的容器中用合适的展开剂(流动相)展开。由于样品中各个组分对吸附剂的吸附能力和在展开剂中的溶解度不同,当展开剂流经吸附剂时,发生无数次吸附和解吸过程,吸附力弱的组分随流动相向前移动快,吸附力强的组分滞留在后。经过一段时间展开后,吸附能力不同的组分会彼此分离。如组分为无色物质,可用物理或化学方法显色定位。

通常用比移值 R_f 表示溶质和展开剂相对移动距离的关系。R_f 值随分离化合物的结构、固定相与流动相的性质、温度等因素的不同而变化。当实验条件固定时,R_f 值为一特定的常数,因而可作为定性分析的依据。但由于影响 R_f 值的因素很多,实验数据往往与文献记载不完全相同,因此在鉴定时常用标准样品对照分析。

薄层色谱兼备了柱色谱和纸色谱的优点,一方面适用于少量样品(几微克,甚至 0.01μg)的分离;另一方面在制作薄层板时,把吸附层加厚加大,将样品点成一条线,则可分离多达 500mg 的样品。因此,此法特别适用于挥发性较低,或在高温下易发生变化而不能用气相色谱进行分离的化合物。此外,薄层色谱在监测反应进程,鉴定特定化合物以及测定物质的纯度等方面均有广泛的应用。

本实验用薄层色谱法分离精氨酸和丙氨酸的混合物,以正丁醇、乙醇与水的混合液为展开剂,用茚三酮为显色剂。在受热的情况下,氨基酸可与茚三酮反应形成紫色物质而显色。

三、实验器材及试剂

1. 器材　展开缸,玻璃板(20cm×5cm),毛细管,喷雾器,吹风机,台秤。

2. 试剂　硅胶 G,95%乙醇溶液,1g·L^{-1}精氨酸,1g·L^{-1}丙氨酸,精氨酸和丙氨酸混合溶液,展开剂-显色剂[①],1g·L^{-1}羧甲基纤维素钠。

四、实 验 步 骤

1. 制板　取两块 20cm×5cm 玻璃板,洗净晾干。取 25g 硅胶 G 于干净的研钵内,加 1g·L^{-1}羧甲基纤维素钠 8ml,充分研磨,调成均匀的糊状,分倒在上述两块洁净的玻璃板上,用玻璃棒快速涂平后,立即用拇指和食指拿住玻璃板做前后左右摇晃摆动,使流动的硅胶 G 均匀的平铺在玻璃板上[②],也可将玻璃板在台面上轻轻跌落数次。然后将玻璃板放于水平的台面上室温晾干后,移入烘箱内缓慢升温至 110℃,活化 30min,稍冷后,置于干燥器中备用。

2. 点样　在已活化好的薄层板一端,距边沿 1cm 处,用铅笔轻轻划一直线作为点样线,取管口平整的毛细管点加样品[③],样品斑点的扩散直径以 2～3mm 为宜。一块板可以点加三个样品(精氨酸、丙氨酸、精氨酸和丙氨酸的混合液),各点样点之间的距离为 1～1.5cm 为宜。

3. 展开　薄层色谱的展开,需要在密闭容器中进行。为使溶剂蒸气迅速达到平衡。在展开缸中加入配好的展开剂-显色剂,使其高度不超过 0.5cm。将点好样品的薄层板小心放入展开缸中,点样一端朝下,浸入展开剂中,盖好盖子,如图 5-30-1 所示。待展开剂前沿上升到一定高度时取出,尽快在板上标上展开剂前沿位置。

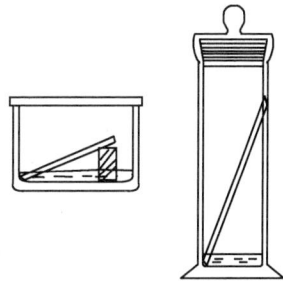

4. 显色　用吹风机热风均匀加热硅胶板至显紫红色斑点。

图 5-30-1　薄层板在展开缸中展开

5. R_f 值的计算　测量点样点到样品中心和溶剂前沿的距离,计算 R_f 值,比较分离效果。

①$V_{正丁醇}$:$V_{乙醇}$:$V_{水}$=12:3:5 的混合液中加入茚三酮,配制成 5g·L^{-1}茚三酮溶液。

②薄板要尽量铺的均匀,否则,展开剂前沿不齐,色谱结果难于重复。

③点样时,使毛细管刚好接触薄层即可,切勿点样过重而使薄层破坏。

五、注 意 事 项

(1)制板时要求薄层平滑均匀，无裂缝。

(2)展开缸中的展开剂不能没过点样线，否则样品会溶于展开剂，影响分离。

(3)点样时不要刺破薄层板。

六、思 考 题

(1)用 R_f 值来鉴定化合物的条件是什么？

(2)薄层色谱中的展开剂如何选择？

实验三十一　纸 上 电 泳

一、目 的 要 求

(1)掌握纸上电泳的分离原理和操作技术。

(2)通过实验，了解氨基酸的两性以及分离鉴定方法。

二、实 验 原 理

带电粒子在电场中定向移动的现象，称为电泳。以滤纸作为支持物，利用电泳的方法分离混合物的过程，叫做纸上电泳。

氨基酸等两性物质的分子中同时含有氨基和羧基，溶液的 pH 不同，则两性物质的带电状态不同，pH 较低时，溶液中的 H^+ 与氨基作用使两性物质带正电；pH 较高时，溶液中的 OH^- 与羧基作用使两性物质带负电。调整溶液酸度，使两性物质恰好不带电荷或处于等点状态时的 pH 称为两性物质的等电点，用符号 pI 表示。因结构差异，不同两性物质都有其特定的等电点。等电点与溶液 pH 相差越大，两性物质所带电荷的数量越多。

由于各种氨基酸的等电点不同，在同一 pH 的溶液中，不同氨基酸所带电荷的种类及数量不同，因此在同一电场作用下，各种氨基酸泳动的方向和速度不同，只要保证足够长的电泳时间，各种氨基酸就可以彻底分开。

本实验在 pH=5.8 的缓冲溶液中，以茚三酮为显色剂，分离丙氨酸、精氨酸和谷氨酸的混合溶液。

三、实验器材及试剂

1. 器材　DYY-8B 型电泳仪，滤纸(新华 1 号)，毛细管，镊子，电吹风，直尺，铅笔。

2. 试剂　$2g \cdot L^{-1}$ 丙氨酸溶液，$2g \cdot L^{-1}$ 精氨酸溶液，$2g \cdot L^{-1}$ 谷氨酸溶液，丙、精、谷

混合液，5g·L^{-1}茚三酮缓冲溶液(pH=5.8)[1]。

四、实 验 步 骤

1. 点样 取四条滤纸，在滤纸两端用铅笔分别标上正负极，滤纸中央各画一条横线，分别标上丙、精、谷、混字样。点样，吹干。

2. 电泳 电泳槽内加适量缓冲液。将滤纸条放在电泳槽的支架上，两端浸入溶液，用滴管从液槽内吸取少量缓冲液，从两端润湿滤纸条，调整润湿速度，使两侧溶液前沿同时到达点样线。盖上电泳槽盖，接通电源，调节电压220～280伏，电泳40min。

3. 显色 用镊子取出滤纸，吹风机热风吹干，显色。将混合样品所显斑点与标准品对照，判断分离效果，鉴定氨基酸的种类。

五、注 意 事 项

(1)点样点不宜超过0.3cm，斑点过大，样品拖尾影响分离效果。
(2)湿润时要保证滤纸两端的缓冲溶液同时到达点样线。
(3)浸湿后的滤纸不得用手直接接触，可用镊子夹取。

六、思 考 题

(1)为什么要保证滤纸两端的缓冲溶液同时到达点样线？
(2)实验中，若改变缓冲溶液的pH，对氨基酸的分离有何影响？
(3)电泳法可以分离哪些物质？

实验三十二 茶叶中咖啡碱的提取及分离

一、目 的 要 求

(1)熟悉从天然产物中提取生物碱的原理和方法。
(2)掌握升华的原理和操作。

二、实 验 原 理

生物碱是存在于生物体中的一类含氮的碱性有机化合物，大多数有复杂的环状结构，有显著的生物活性，是中草药的有效成分之一，如黄连中的小檗碱(黄连素)、麻黄中的麻黄碱、萝芙木中的利血平、喜树中的喜树碱、长春花中的长春新碱等。植物中的生物碱常以盐(能溶解于水或醇)的状态或以游离碱(能溶于有机溶剂)的状态存在，因此可用水、醇

---

①pH=5.8茚三酮缓冲溶液的配制：10.21g邻苯二甲酸氢钾，用蒸馏水配制成500ml溶液，在此溶液中加入423ml 0.1mol·L^{-1}NaOH溶液，取5g茚三酮，用少量乙醇溶解后加入上述混合溶液，加蒸馏水稀释至1000ml。

或其他有机溶剂提取。各种生物碱的结构不同，性质各异，提取分离方法也不尽相同，常用的有冷浸、热浸、渗漉、超声波、微波、索氏提取、热回流提取等。生物碱与提取液中其他杂质的分离，可根据生物碱与杂质的不同性质进行具体处理。

咖啡碱(又名咖啡因，化学名称是 1，3，7-三甲基-2，6-二氧嘌呤)是茶叶中存在的主要生物碱，约占茶叶质量的 1%～5%。咖啡碱具有驱除疲劳，兴奋神经的作用，临床上用于治疗神经衰弱和昏迷复苏，但大剂量或长期使用则会对人体产生损害，因为其具有成瘾性，一旦停用会产生精神萎靡，浑身困乏等症状。此外，茶叶中还含有少量茶碱、可可豆碱、丹宁酸、蛋白质、色素和纤维素等成分。茶叶中的生物碱均为黄嘌呤的衍生物，它们的结构式如下：

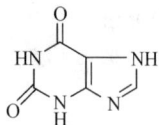 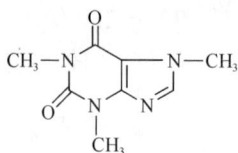 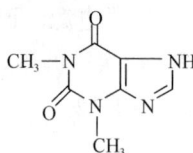 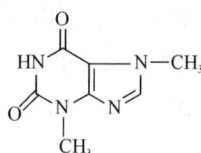

| 黄嘌呤 | 咖啡碱 | 茶碱 | 可可豆碱 |

咖啡碱易溶于热水，可通过热浸的方法，将其溶于热水，再进行过滤，除去不溶性杂质。其他也能溶于热水的杂质包括茶碱、可可豆碱、丹宁酸等，其中，丹宁酸为酸性物质，含量较高，能使生物碱从溶液中沉淀析出，可在溶液中加入碱性物质氧化钙，使之与丹宁酸或丹宁酸的水解产物生成盐而除去。

咖啡碱与茶碱、可可豆碱等其他生物碱的分离，可通过升华的方式进行。升华是指物质从固态不经过液态直接转变为气态的现象，是纯化固体物质的有效方法。能用升华法纯化的物质在熔点以下必须具有相当高的蒸气压(＞2.67kPa)，而且其蒸气压与杂质的蒸气压要有显著的差别。

咖啡碱的熔点为 238℃，在 100℃时失去结晶水开始升华，178℃以上升华速度显著加快，而茶碱、可可豆碱等其他生物碱于 290～295℃升华，只要温度控制在 178～238℃，咖啡碱便可利用升华法得以纯化。

用升华法常可得到纯度较高的产物，但操作时间较长，损失也较大，在实验室里只用于较少量(1～2g)物质的纯化。

三、实验器材及试剂

1. 器材　台秤，250ml 烧杯，100ml 量筒，玻璃漏斗，蒸发皿，酒精灯，牙签，试管，小刀，棉花，玻璃棒，圆形滤纸，石棉网，铁架台。

2. 试剂　绿茶，生石灰，95%乙醇溶液，碘化铋钾试剂[1]。

四、实验步骤

取 8g 绿茶于 250ml 烧杯中，加 100ml 蒸馏水，加热煮沸 30min(期间补加少量蒸馏水，以补充蒸发的水分)，趁热过滤除去茶叶渣。

将滤液移入蒸发皿中，加热浓缩至 20～30ml，溶液变得黏稠时，加 4g 生石灰，若浓

---

[1]碘化铋钾试剂的配制：取 8g 次硝酸铋溶于 17ml 5.62mol·L^{-1}HNO$_3$ 溶液，搅拌下慢慢滴加到含有 27.2g 碘化钾的 20ml 水溶液中。静置过夜，取上清液，加水稀释至 100ml。

缩后剩余溶液量较多，应多加生石灰，至溶液变得松散干燥为止。在不断搅拌下，小火焙炒除去全部水分。冷却后擦去蒸发皿边上的粉末，以免污染升华产物。

在蒸发皿上盖一张穿有很多小孔的圆形滤纸，然后将大小合适的玻璃漏斗倒盖在滤纸上面，在漏斗颈口塞少量棉花，如图 5-32-1 所示，以减少蒸气外逸。将蒸发皿小火缓缓加热，控制温度使其略低于咖啡碱的熔点(238℃)。升华时，咖啡碱蒸气通过滤纸孔进入上部空间，遇到漏斗内壁凝为晶体(必要时在漏斗外壁覆以湿润的滤纸或湿布)。当有棕色烟雾出现时，升华完毕，停止加热。冷却至室温，揭开漏斗和滤纸。必要时将残渣拌匀后用较大的火焰再升华一次。

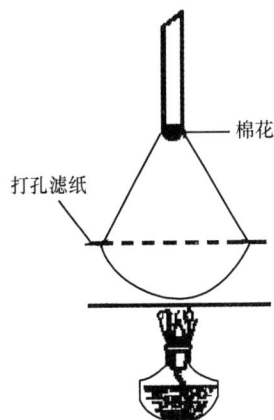

图 5-32-1 升华装置

用小刀将滤纸和漏斗内壁的晶体刮下来，置于试管中，加 2ml 95%乙醇溶液将晶体溶解。取此溶液 1ml，加碘化铋钾试剂 1～6 滴，若生成淡黄色沉淀，表明有生物碱存在。

五、注 意 事 项

(1) 茶叶滤液要趁热过滤，以减少咖啡碱的损失。

(2) 焙炒时，水分要除尽，但又不能炒焦。

(3) 升华是本实验成败的关键，在整个升华过程中，必须用小火加热，温度太高会使产品碳化变黑。

六、思 考 题

(1) 在此实验中，加入生石灰的作用是什么？

(2) 哪些物质可以用升华法提纯？进行升华操作应注意哪些问题？

(3) 咖啡碱易溶于氯仿、乙醇、热水等，除了利用热水浸提的方式，还可用何种方法将其从茶叶中分离出来？

实验三十三 花生油的提取

一、目 的 要 求

(1) 了解从固体物质中连续萃取有机化合物的原理和方法。

(2) 掌握索氏提取器的原理与使用方法。

二、实 验 原 理

花生油主要是由约 20%饱和脂肪酸和约 80%的不饱和脂肪酸所组成，其中主要是油酸、亚油酸和棕榈酸，是一种优质的烹调用油。根据国家标准 GB 1534～2003《花生油》的规

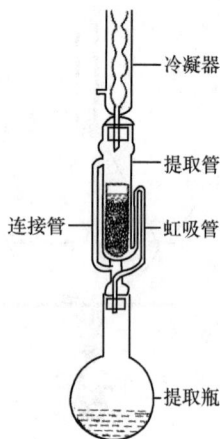

图 5-33-1　索氏提取器装置图

定, 花生油按制作工艺可分为浸出花生油和压榨花生油。本实验主要通过索氏提取器, 采用加热浸取法来对花生油进行提取。

索氏提取器是一种用于固-液萃取的高效装置, 如图 5-33-1 所示, 由提取瓶、提取管、冷凝器三部分组成的, 提取管两侧分别有虹吸管和连接管。提取前, 将待测样品研细, 用纱布或滤纸套包好置于提取管中, 萃取剂注入提取瓶内。加热提取瓶, 萃取剂气化, 由连接管上升进入冷凝器, 冷凝下来的萃取剂滴入提取管中, 浸提样品中的待提取物。当提取管中液面超过虹吸管上端后, 溶有待提取物的萃取剂经虹吸管流入提取瓶, 从而得到提取物。此过程反复进行, 溶剂便被一遍又一遍地重复使用, 样品每次都接触到新鲜溶剂, 最后将所要提取的物质集中到提取瓶中, 达到连续高效地提取分离固体化合物的目的。

三、实验器材及试剂

1. 器材　125ml 索氏提取器, 250ml 圆底烧瓶, 球型冷凝管, 尾接管, 100ml 三角烧瓶, 温度计, 100ml 量筒, 100ml 烧杯, 500ml 烧杯, 台秤, 小刀, 滴管, 电热套, 沸石。

2. 试剂　花生仁, 氯仿。

四、实 验 步 骤

(1) 取一洁净的圆底烧瓶, 加 2～3 粒沸石, 称重待用。

(2) 称取 5～6g 花生仁, 用小刀切成碎片, 用纱布包好装入提取管内筒。

(3) 在已称重的圆底烧瓶中加入 100ml 氯仿, 按图 5-33-1 安装好, 通冷却水后在电热套上加热。连续提取 1.5 h 后, 停止加热, 冷却。

(4) 将索氏提取器的提取管卸掉, 改为常压蒸馏, 蒸去氯仿, 回收溶剂。

(5) 把盛有花生油的圆底烧瓶取下, 放冷后, 称重, 两次质量之差即为花生油质量, 按下式计算出油率。

$$出油率 = \frac{花生油质量}{花生质量} \times 100\%$$

五、注 意 事 项

(1) 花生仁切得尽可能小, 但不能研磨, 否则花生仁中的油会损失。

(2) 实验结束后, 氯仿要回收, 不能倒入下水道中。

六、思　考　题

(1) 固-液萃取的原理是什么？

(2) 用索氏提取器提取与一般萃取有什么区别？

(3) 植物油提取的方法有哪些？比较它们的优缺点。

实验三十四　蛋黄中卵磷脂的提取与鉴定

一、目 的 要 求

(1) 掌握从鸡蛋中提取卵磷脂的原理和方法。

(2) 进一步巩固常压蒸馏、减压抽滤等基本操作。

(3) 加深对磷脂类性质的了解。

二、实 验 原 理

磷脂是一类含有磷酸基团的脂类。卵磷脂是磷脂类的一种，是构成细胞膜的重要组分，主要存在于大豆等植物组织以及动物的肝、脑、脾、心、卵等组织中，尤其在蛋黄中含量较多，约占 10% 左右。

本实验从鸡蛋中提取卵磷脂。除卵磷脂之外，鸡蛋中还含有蛋白质、脂肪、脑磷脂等。卵磷脂溶于乙醇，而蛋白质和脑磷脂不溶，据此可使卵磷脂与蛋白质及脑磷脂分离；溶于乙醇中的杂质脂肪溶于丙酮，而卵磷脂不溶，据此又可将卵磷脂和脂肪分开。

卵磷脂为白色无定形物质，其结构式为

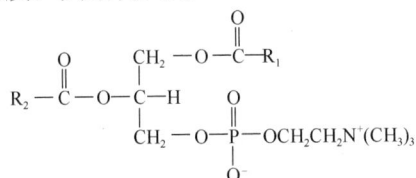

$$R_2-C-O-C-H \quad CH_2-O-C-R_1$$

$$CH_2-O-P-OCH_2CH_2N^+(CH_3)_3$$

R_1：C16，C18 的饱和脂肪酸；R_2：不饱和脂肪酸

分子中所含的不饱和脂肪酸易被空气中的氧氧化而使卵磷脂呈黄褐色或棕褐色。卵磷脂可在碱性溶液中受热水解，生成甘油、脂肪酸、磷酸和胆碱。甘油能使氢氧化铜沉淀溶解；脂肪酸在酸性溶液中能使醋酸铅溶液变浑浊；磷酸与钼酸铵作用生成黄色磷钼酸铵沉淀；胆碱与碱作用生成具有鱼腥气味的三甲胺，且在酸性溶液中与碘化铋钾反应生成砖红色沉淀。据此，可对卵磷脂进行检验和鉴定。

三、实 验 器 材 及 试 剂

1. 器材　电子台秤，磁力搅拌器，减压抽滤装置，电热套，常压蒸馏装置，25ml 量筒，

100ml 量筒，烧杯，滤纸。

2. 试剂 鸡蛋，95%乙醇溶液，无水乙醇，乙醚，丙酮，氯仿，10%NaOH，Br_2 的 CCl_4 溶液，$2mol \cdot L^{-1} H_2SO_4$，$2mol \cdot L^{-1} HNO_3$，10% Pb(Ac)$_2$，钼酸铵溶液[①]，碘化铋钾。

四、实 验 步 骤

(一) 提取

生鸡蛋一只，取蛋黄置于烧杯中，加入 40ml 95%乙醇溶液，搅拌 15min，静置，减压抽滤。滤渣转入烧杯中，加 95%乙醇溶液 30ml 进行第二次提取，过滤。合并两次滤液。

滤液转入蒸馏瓶中，常压蒸馏至乙醇蒸干，得黄色油状物。油状物冷却后，加入 5ml 氯仿，玻璃棒搅拌使油状物完全溶解。溶液转移入烧杯中，在不断搅拌下慢慢加入 15ml 丙酮，即有卵磷脂析出。过滤，沉淀用丙酮洗涤至近白色，得卵磷脂。滤液回收。

(二) 检验

1. 胆碱的检验 将少量卵磷脂置于试管中，加入 3ml 10%氢氧化钠溶液，放入沸水浴中加热 15min，并用玻璃棒加以搅拌，使卵磷脂水解，在试管口用湿润的红色石蕊试纸检验三甲胺的存在，并嗅其气味。冷却后，过滤，滤液备用。

取一支试管，加入 10 滴上述滤液，滴加 $2mol \cdot L^{-1} H_2SO_4$ 酸化，加入 1 滴碘化铋钾试剂，有砖红色沉淀生成，表明滤液中有胆碱存在。

2. 脂肪酸的检验 取干净试管一支，加入 10 滴上述滤液，滴加 $2mol \cdot L^{-1} HNO_3$ 酸化，溶液变浑浊，加入 10% Pb(Ac)$_2$ 溶液 2 滴，浑浊进一步增强，表明滤液中有脂肪酸存在。

3. 甘油的检验 取试管一支，加入 1% $CuSO_4$ 溶液 1ml，4 滴 10%NaOH，振摇，有氢氧化铜沉淀出现，再加入 10 滴上述滤液，振摇，氢氧化铜沉淀消失，表明滤液中有甘油存在。

4. 磷酸的检验 取干净试管一支，加入 10 滴上述滤液和 5~10 滴 95%乙醇溶液，然后再加入 5~10 滴钼酸铵溶液，若有黄色沉淀析出，证明有磷酸存在。

五、注 意 事 项

(1) 乙醇提取物减压抽滤后，若滤液浑浊，需再次过滤，至滤液澄清为止。
(2) 蒸干乙醇时，可能最后有少许水分，加热至 100℃，务必使水分蒸干。

六、思 考 题

(1) 蛋黄中分离卵磷脂的依据是什么？
(2) 为什么实验中要进行减压抽滤？
(3) 简述卵磷酯的用途及提取方法。

---

①钼酸铵溶液的配制：取6g (NH$_4$)$_6$Mo$_7$O$_{24}$·4H$_2$O溶于100ml冷水中，加入35ml浓硝酸，混匀。

第六部分　物质的制备与合成

化学药物分为天然药物和合成药物。尽管可以从动植物或矿物中提取到许多天然药物，但有些天然药物存量极少，或者提取成本很高，而且天然药物常需进行结构的修饰或改造，因此，绝大部分药物需要通过化学反应进行制备和合成。本部分选取了几个简单的、与医学有关的制备合成实验，希望通过本部分学习，使学生了解药物制备的基本原理和条件控制，进一步掌握化学实验的基本技能及操作方法，提高理论联系实际，综合分析问题和解决问题的能力。

实验三十五　葡萄糖酸锌的制备

一、实 验 目 的

(1) 巩固过滤、蒸发、浓缩、重结晶、滴定等实验操作技术。
(2) 熟悉无机药物的制备原理与方法。
(3) 了解葡萄糖酸锌的制备和含量测定方法

二、实 验 原 理

锌是人体必需的微量元素之一，缺锌会造成生长迟缓、味觉减退或创伤愈合不良等症状。以往常用硫酸锌作补锌剂，但它对人体肠胃有一定的刺激作用，而且吸收率也比较低。葡萄糖酸锌则有吸收率高、副作用少、使用方便等特点，是20世纪80年代中期发展起来的一种新型补锌剂，可作儿童食品、糖果的添加剂。葡萄糖酸锌为白色结晶性粉末，易溶于沸水，不溶于无水乙醇、氯仿和乙醚。葡萄糖酸锌属于无机药物，无机药物的合成主要借助于无机化学反应来完成。本实验以葡萄糖酸钙和硫酸锌为原料通过复分解反应直接合成葡萄糖酸锌，其反应为

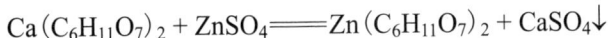

$$Ca(C_6H_{11}O_7)_2 + ZnSO_4 \Longrightarrow Zn(C_6H_{11}O_7)_2 + CaSO_4\downarrow$$

$CaSO_4$在水中溶解度很小，可用过滤法除去；$ZnSO_4$溶于乙醇，而$Zn(C_6H_{11}O_7)_2$不溶，据此可分离$ZnSO_4$。将$Zn(C_6H_{11}O_7)_2$溶于水，用EDTA配位滴定法，通过滴定Zn^{2+}，可获得葡萄糖酸锌的含量。

三、实验器材及试剂

1. 器材　台秤，药匙，蒸发皿，布氏漏斗，抽滤瓶，圆形滤纸，真空泵，玻璃棒，25ml量筒，250ml烧杯，温度计(150℃)。

2. 试剂　95%乙醇溶液，NH_3-NH_4Cl缓冲溶液(pH=10.0)，铬黑T，$0.01mol \cdot L^{-1}$ EDTA，葡萄糖酸钙，$ZnSO_4 \cdot 7H_2O$。

四、实验步骤

1. 葡萄糖酸锌的制备 称取葡萄糖酸钙 4.5g，放入 100ml 烧杯中，加入 20ml 蒸馏水，搅拌溶解。另取 $ZnSO_4 \cdot 7H_2O$ 固体 3.0g，加 15ml 蒸馏水溶解。在不断搅拌下，将葡萄糖酸钙溶液逐滴加入到 $ZnSO_4$ 溶液中，加完后在 90℃ 水浴中保温约 20min，趁热抽滤，除去 $CaSO_4$ 沉淀。如果溶液有颜色，可在滤液中加入少量活性炭，加热近沸，趁热抽滤除去。

滤液冷却至室温，不断搅拌下，加入 30ml 95% 乙醇溶液，待大量胶状葡萄糖酸锌析出后，用倾析法除去乙醇溶液，得葡萄糖酸锌粗品。

2. 葡萄糖酸锌的纯化 粗品中加水 20ml，加热溶解，趁热抽滤。滤液冷至室温，加 30ml 95% 乙醇溶液，充分搅拌，静置，待结晶析出后，抽滤，即得精品。于 50℃ 烘干，称量，计算产率。

3. 葡萄糖酸锌含量的测定 准确称取新制得的葡萄糖酸锌约 0.2g，置于锥形瓶中，加水 100ml，微热使之溶解，加 5ml NH_3-NH_4Cl 缓冲溶液(pH=10.0)，2 滴铬黑 T 指示剂，用 0.01mol·L^{-1} EDTA 标准溶液滴定至溶液由酒红色转变为纯蓝色，平行测定三次，按下式计算葡萄糖酸锌的含量。

$$葡萄糖酸锌\% = \frac{c(\text{EDTA}) \cdot V(\text{EDTA}) \cdot M(葡萄糖酸锌)}{m(葡萄糖酸锌)} \times 100\%$$

五、注意事项

(1) 滤液加热浓缩时，不宜过稠，以免葡萄糖酸锌损失过多。

(2) 胶状沉淀出现后，需要补加乙醇并加热，再连续搅拌至晶体出现，否则胶状物很难搅动。

六、思考题

(1) 在沉淀与结晶葡萄糖酸锌时，加入 95% 乙醇溶液的作用是什么？

(2) 在葡萄糖酸锌的制备中，为什么必须在热水浴中进行？

(3) 国家药典规定(2010 版)，药用葡萄糖酸锌含量为 97.0%～102%，如果测得含量结果不符合规定，可能的原因是什么？

实验三十六 硫酸亚铁铵的制备

一、目的要求

(1) 了解复盐的制备方法和一般特征。

(2) 熟练掌握加热、浓缩、过滤、结晶等基本操作。

二、实验原理

硫酸亚铁铵又称摩尔盐，为蓝绿色晶体，溶于水，不溶于乙醇。化学组成为

$(NH_4)Fe(SO_4)_2 \cdot 6H_2O$，医药中常用于治疗缺铁性贫血。本实验采用铁与稀硫酸反应制备硫酸亚铁：

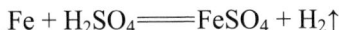

$$Fe + H_2SO_4 \Longrightarrow FeSO_4 + H_2\uparrow$$

新制备的硫酸亚铁与等物质的量的硫酸铵溶液混合，即生成溶解度较小的浅蓝色硫酸亚铁铵$(NH_4)_2Fe(SO_4)_2 \cdot 6H_2O$复盐晶体。

$$FeSO_4 + (NH_4)_2SO_4 \Longrightarrow (NH_4)_2Fe(SO_4)_2$$

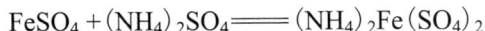

亚铁盐不稳定，在空气中易被氧化为铁盐，但形成复盐后稳定性大大增加，在定量分析中，常用$(NH_4)_2Fe(SO_4)_2 \cdot 6H_2O$配制$Fe^{2+}$的标准溶液，标定$KMnO_4$或$K_2Cr_2O_7$。

三、实验器材及试剂

1. 器材　台秤，布氏漏斗，吸滤瓶，锥形瓶。

2. 试剂　$3mol \cdot L^{-1} H_2SO_4$，$1mol \cdot L^{-1} Na_2CO_3$，$(NH_4)_2SO_4(s)$，95%乙醇溶液，铁屑，pH试纸，滤纸。

四、实　验　步　骤

1. 硫酸亚铁的制备　称取4.0g预处理的铁屑[①]，放入150ml锥形瓶中。加入20ml $3mol \cdot L^{-1} H_2SO_4$，水浴加热，温度控制在70～75℃，加热过程中应不时补加少量水，以防$FeSO_4$结晶。待反应速度明显减缓(约需30min)后，趁热减压过滤。如果滤纸上有浅绿色的$FeSO_4 \cdot 7H_2O$晶体析出，可用少量蒸馏水溶解晶体，并用2ml $3mol \cdot L^{-1} H_2SO_4$洗涤未反应完的Fe和残渣，洗涤液合并至反应液中。过滤完后将滤液转移至蒸发皿中备用。未反应完的铁屑及残渣用滤纸吸干后称量，按下式计算所得$FeSO_4$的物质的量。

$$n(FeSO_4) = \frac{m_0(Fe) - m(Fe)}{M(Fe)}$$

式中，$m_0(Fe)$为铁屑的初始质量，$m_0(Fe)$为剩余铁屑的质量，$M(Fe)$为铁的摩尔质量。

2. 硫酸亚铁铵的制备　根据生成的$FeSO_4$的量，计算反应所需$(NH_4)_2SO_4$的质量[②]。按计算量称取$(NH_4)_2SO_4$，配成饱和溶液，加入到$FeSO_4$溶液中，混合均匀，在水浴中加热蒸发至溶液表面出现晶膜，停止加热。冷却至室温，即析出蓝绿色的$(NH_4)Fe(SO_4)_2 \cdot 6H_2O$晶体。减压过滤，再用少量95%乙醇溶液洗涤晶体。晶体用滤纸吸干，称重，按下式计算产率。

$$硫酸亚铁铵\% = \frac{m(硫酸亚铁铵) \cdot M(Fe)}{m_0(Fe) \cdot M(硫酸亚铁铵)} \times 100\%$$

式中，$m(硫酸亚铁铵)$为得到的硫酸亚铁铵的质量；$M(硫酸亚铁铵)$为硫酸亚铁铵的摩尔质量；$m_0(Fe)$为铁屑的初始质量，$M(Fe)$为铁的摩尔质量。

---

　　①铁屑预处理方法：称取4.0g铁屑，放入锥形瓶中，加入$1mol \cdot L^{-1} Na_2CO_3$ 20ml，加热煮沸以除去铁屑表面的油污，用倾泻法倾出碱液，用水洗涤铁屑至中性。

　　②由于$FeSO_4$在过滤过程中会造成一定的损失，因此$(NH_4)_2SO_4$用量可按$FeSO_4$理论量的85%计算。

五、注 意 事 项

(1) 制备硫酸亚铁时，反应温度不能太高，以免反应过于剧烈。
(2) 配制硫酸亚铁溶液时，浓度不能太稀，否则硫酸亚铁铵制备过程所需时间过长。

六、思 考 题

(1) 在制备 $FeSO_4$ 过程中，为什么需要铁过量并用水浴加热？
(2) 若硫酸亚铁被部分氧化，如何处理才能得到较为纯净的 $FeSO_4$ 溶液？

实验三十七　乙酸乙酯的制备

一、目 的 要 求

(1) 了解酯化反应的原理和方法。
(2) 掌握常压蒸馏操作技术，掌握滴液漏斗以及分液漏斗的使用。

二、实 验 原 理

乙酸乙酯，无色透明液体，有刺激性气味，相对密度 0.902，熔点 -83℃，沸点 77.06℃，易挥发，能吸收水分，微溶于水，易溶于氯仿、乙醇、丙酮和乙醚等有机溶剂，是一种良好的工业溶剂。乙酸乙酯的合成方法很多，例如：可由乙酸或其衍生物与乙醇反应制取，也可由乙酸钠与卤乙烷反应来合成。其中最常用的方法是在酸催化下由乙酸和乙醇直接反应而得。酸和醇生成酯的反应叫酯化反应。酯化反应在无催化剂的情况下，进行得非常缓慢，提高温度或使用催化剂可加快酯化反应速率。酯化反应常用浓硫酸、氯化氢、对甲苯磺酸或强酸性阳离子交换树脂等作催化剂。若用浓硫酸作催化剂，其用量一般为醇量的 3%[①]。

根据平衡移动原理，提高酯的产率可采取下列措施：①增加反应物的浓度；②减少生成物的浓度。本实验采用加过量的乙醇，用脱水剂把生成物之一的水不断吸收除去，并利用乙酸乙酯易挥发的特性，使它生成后立即从反应混合物中蒸出。成酯反应如下：

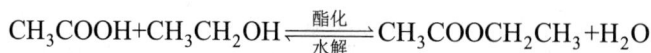

$$CH_3COOH + CH_3CH_2OH \underset{水解}{\overset{酯化}{\rightleftharpoons}} CH_3COOCH_2CH_3 + H_2O$$

反应除生成乙酸乙酯外，还有一些副反应发生。如：

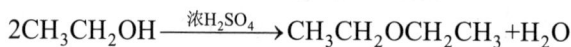

$$2CH_3CH_2OH \xrightarrow{浓H_2SO_4} CH_3CH_2OCH_2CH_3 + H_2O$$

---

①当硫酸用量多时它能起到脱水剂的作用而增加酯的产率。但用量过多，则会因高温氧化作用对反应反而不利。本实验用适当过量的硫酸是为了使乙醇首先与硫酸反应生成硫酸氢乙酯，硫酸氢乙酯再与乙酸反应生成乙酸乙酯，这样可以减少乙醇的挥发损失，增加产率，并可使反应平稳匀速进行。

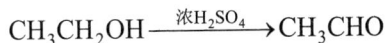

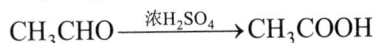

$$CH_3CH_2OH \xrightarrow{\text{浓} H_2SO_4} CH_3CHO$$

$$CH_3CHO \xrightarrow{\text{浓} H_2SO_4} CH_3COOH$$

蒸出的乙酸乙酯中常含有少量的乙酸、乙醇、乙醚、乙醛等，可以用饱和 Na_2CO_3，饱和 $CaCl_2$ 及无水 $MgSO_4$ 或无水 Na_2SO_4 除去。

三、实验器材及试剂

1. 器材　125ml 三口烧瓶，60ml 滴液漏斗，温度计，蒸馏弯管，直形冷凝器，50ml 锥形瓶，100ml 分液漏斗，100ml 蒸馏瓶，电热套，沸石，量筒，玻璃棒，漏斗，锥形瓶。

2. 试剂　95%乙醇溶液，冰乙酸，浓硫酸，饱和碳酸钠溶液，饱和氯化钙溶液，饱和食盐水，无水硫酸镁。

四、实 验 步 骤

在 125ml 三口烧瓶中加入 12ml 95%的乙醇溶液，在用冷水冷却的同时，一边振摇一边分批加入 12ml 浓硫酸，混合均匀，加入几粒沸石。按图 6-37-1 所示安装仪器。三口烧瓶的一个侧口装温度计，中间一口装 60ml 滴液漏斗，温度计的水银球及滴液漏斗末端浸入液面以下，距瓶底 0.5～1cm。另一个侧口接蒸馏弯管，并与直形冷凝器连接，冷凝器末端连接一尾接管，伸入 50ml 锥形瓶中。

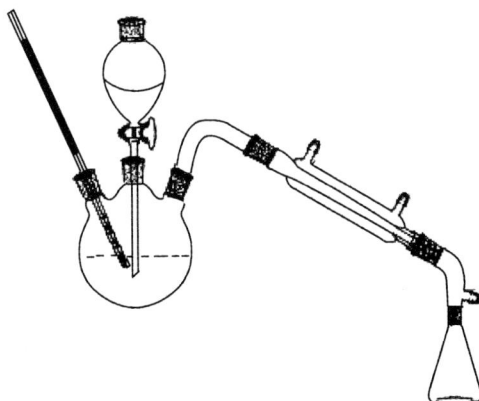

将三口烧瓶在电热套中慢慢加热，当反应液温度升到 110～120℃时[①]，开始通过滴液漏斗滴加由 12 ml 95%的乙醇溶液和 12 ml 乙酸组成

图 6-37-1　乙酸乙酯的制备装置

的混合液，控制滴入速度，使之与馏出速度大致相等(约每秒一滴)，并维持反应液温度在110～120℃。滴加完毕后，继续加热数分钟，直到反应液的温度升高到 130℃时不再有液体馏出为止。

馏出液中含有乙酸乙酯及少量乙醇、乙醚、水、乙酸等。在馏出液中慢慢加入饱和碳酸钠溶液(约 10ml)，时加摇动，直至无二氧化碳气体逸出(用 pH 试纸检验，酯层呈中性)。将混合液移入分液漏斗，充分振摇(注意活塞放气)后，静置。分去下层水溶液，酯层用 10ml饱和食盐水洗涤一次，再用 20ml 饱和氯化钙溶液洗涤两次[②]。弃去下层液，酯层自分液漏斗上口倒入干燥的 50ml 具塞锥形瓶中，用无水硫酸镁干燥。

将干燥后的粗乙酸乙酯滤入干燥的100ml 蒸馏瓶中，加入沸石后进行蒸馏。收集 73~78℃的馏分，称重，计算产率。

①温度过低，酯化反应不完全；温度过高(>140℃)，易发生醇脱水和氧化等副反应。

②酯层中残留少量碳酸钠，洗涤时，若立即用饱和氯化钙溶液洗涤会生成不溶性碳酸钙，造成分离困难，所以在用饱和氯化钙溶液洗涤之前，必须用饱和氯化钠溶液(不能用水，因为乙酸乙酯在水中有一定溶解度)洗涤，以便除去碳酸钠。

五、注 意 事 项

(1)滴液漏斗滴加速度不能过快，否则会使乙醇和乙酸来不及发生反应而被蒸出，同时也造成反应混合物温度下降，导致反应速度减慢，从而影响产率；滴加速度过慢，又会浪费时间，影响实验进程。

(2)分液漏斗振摇后应及时放气，以免漏斗内压力过大。

(3)干燥剂不宜加过多，否则会降低收率。

六、思 考 题

(1)蒸出的粗乙酸乙酯中主要含有哪些杂质？如何逐一除去？

(2)能否用浓的氢氧化钠溶液代替饱和碳酸钠溶液来洗涤蒸馏液？为什么？

(3)为什么先用饱和氯化钠溶液洗涤？是否可用水代替？

(4)酯化反应中用作催化剂的硫酸，一般只需醇重量的3%就够了，本实验为什么用了12ml？

实验三十八　乙酰水杨酸的制备

一、目 的 要 求

(1)了解有机合成中酰化反应的原理及方法。

(2)熟悉减压过滤、重结晶操作技术。

二、实 验 原 理

乙酰水杨酸，俗名阿司匹林，白色针状结晶或粉末，熔点135～140℃，能溶于乙醇、乙醚和氯仿，微溶于水。阿司匹林具有良好的解热镇痛作用，广泛应用于治疗感冒、发热、关节痛、风湿痛等症状；还能抑制血小板凝聚，用于预防和治疗心血管系统疾病。制备乙酰水杨酸最常用的方法是将水杨酸与乙酸酐作用。水杨酸分子中含羟基(–OH)和羧基(–COOH)，本实验用浓硫酸为催化剂，以乙酸酐为酰化试剂，与水杨酸的酚羟基发生酰化反应生成乙酰水杨酸。反应方程式如下：

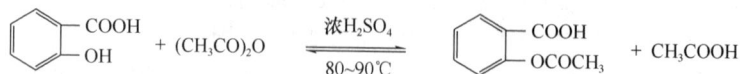

$$\underset{OH}{\overset{COOH}{\bigcirc}} + (CH_3CO)_2O \xrightarrow[80\sim90℃]{浓H_2SO_4} \underset{OCOCH_3}{\overset{COOH}{\bigcirc}} + CH_3COOH$$

水杨酸的分子内氢键使羟基的活性降低，故在酰化时需加入浓硫酸破坏氢键，促进乙酰化的进行。在乙酰化的同时，水杨酸分子之间也可以发生缩合生成少量聚合物，反应式为：

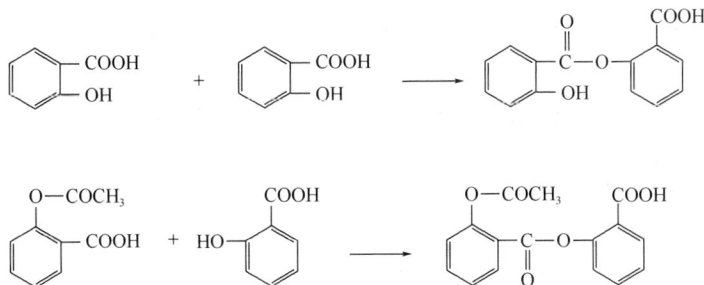

温度较高时，副反应速度加快。在低于 90℃ 的温度下，反应得到的乙酰水杨酸中含有少量聚合物和没有反应掉的水杨酸、乙酸酐以及乙酸。乙酰水杨酸能与碳酸氢钠反应生成可溶性钠盐而溶于水，而副产物聚合物不能溶于碳酸氢钠溶液，据此可除去聚合物；乙酸酐遇水分解为乙酸，乙酸溶于水，而水杨酸和乙酰水杨酸不溶于水，据此可除去产物中的大部分乙酸酐及乙酸；在反应时乙酸酐是过量的，未作用的水杨酸很少，少量水杨酸可用乙醇-水混合溶剂进行重结晶除去[①]，重结晶时，残留的乙酸也同时除去。

本实验用 $FeCl_3$ 检查产品的纯度，杂质中未反应完的水杨酸，其酚羟基遇 $FeCl_3$ 呈紫蓝色。

三、实验器材及试剂

1. 器材 水浴锅，布氏漏斗，抽滤瓶，真空泵，滤纸，50ml 烧杯，50ml 锥形瓶，温度计（100℃），冰浴，试管，玻棒，台称，量筒。

2. 试剂 水杨酸，乙酸酐，浓 H_2SO_4，盐酸，95%乙醇溶液，饱和碳酸氢钠溶液，$0.1mol \cdot L^{-1}$ $FeCl_3$。

四、实 验 步 骤

（一）酰化

（1）称取 2.0 克固体水杨酸，放入 50ml 干燥的锥形瓶中，再缓缓加入 5ml 新蒸馏的乙酸酐，摇匀后，用滴管加入 5 滴浓 H_2SO_4，摇匀，将锥形瓶放在 80~90℃ 水浴中加热 15min，不断摇动锥形瓶，使乙酰化反应尽可能完全。

（2）取出锥形瓶，将液体转移至 250ml 烧杯并冷却至室温，加入 25ml 水，同时剧烈搅拌，冰水中继续冷却 10min，至晶体完全析出[②]。抽滤，冷水洗涤几次，尽量抽干，得粗产品。

（二）精制

1. 除去副产物 将粗产品置于 100ml 烧杯中，搅拌下缓慢加入 25ml 饱和 $NaHCO_3$

[①]乙酰水杨酸在水中能缓慢分解，应尽量减少与水的接触时间。若对产品纯度要求较高，可用乙醚-石油醚或苯作为溶剂重结晶。

[②]若无晶体析出，可用玻棒摩擦瓶内底部，然后再静置一会儿。若温度较高，则须冰水浴冷却。

溶液，加完后继续搅拌几分钟，至无气泡产生；用干净的抽滤瓶抽滤，用 5～10ml 水洗；滤液与洗涤液合并并转移至 100ml 烧杯中，缓缓加入 15ml 4mol·L^{-1} 的盐酸，边加边搅拌，即有乙酰水杨酸沉淀析出，烧杯放入用冰水冷却 10min，过滤，2～3ml 冷水洗涤几次，抽干。

2. 除去水杨酸　产品中加入 6ml 95%乙醇溶液，置 60℃水浴中加热溶解，加入 20ml 水，静置冷却至大量晶体析出(约 60min)，抽滤，用滤液将烧杯中晶体全部转移至布氏漏斗中，抽干；用 10ml 水-乙醇混合液($V_水$:$V_{乙醇}$=4:1)分两次润洗晶体，抽干；将精产品转入表面皿中，干燥，称重，计算产率。

(三)纯度检验

取豆粒大小产品溶于几滴乙醇中，加入 2 滴 0.1mol·L^{-1} 三氯化铁水溶液，检查水杨酸的存在。

五、注 意 事 项

(1)要按照实验步骤中的顺序加样，不能先加水杨酸和浓硫酸，否则水杨酸会被氧化。
(2)反应过程温度须控制在 80～90℃，温度过高会加快副产物的生成。
(3)乙酰水杨酸受热后易发生分解，因此重结晶时不宜长时间加热。

六、思 考 题

(1)什么是酰化反应？什么是酰化试剂？进行酰化反应的容器是否需要干燥？
(2)加入浓硫酸的目的是什么？

实验三十九　双酚 A 的制备

一、目 的 要 求

(1)学习双酚 A 的制备原理和方法。
(2)熟悉和掌握回流、重结晶、过滤等操作。

二、实 验 原 理

双酚 A(bisphenol A，BPA)，学名 2，2-二(4-羟基苯基)丙烷，简称二酚基丙烷。白色针状晶体，熔点 156～158℃，易溶于丙酮、乙醇、苯等有机溶剂和碱性溶液，微溶于四氯化碳，难溶于水。双酚 A 是非常重要的化工原料。在塑料制品中添加双酚 A 可使塑料具有无色透明、耐用、轻巧和突出的防冲击性能等特征，因而被广泛应用于罐头食品和饮料的包装、奶瓶、水瓶以及其他日用品的制造过程中。资料表明，双酚 A 属于低毒化学品，在加热时能溶解到食物和饮料当中，它可能会扰乱人体代谢过程，对婴儿发育、免疫力产生影响，我国于 2011 年开始禁止双酚 A 用于婴幼儿奶瓶生产。

本实验以硫酸和盐酸为催化剂，通过苯酚和丙酮的缩合反应制备双酚 A。苯酚的邻、对位氢原子很活泼，可与羰基化合物发生缩合反应。用液体石蜡作分散剂，可防止产物结块。

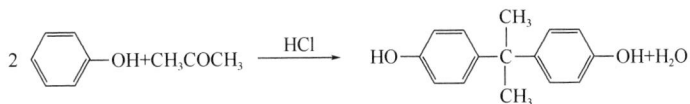

$$2 \quad \text{◯—OH} + CH_3COCH_3 \xrightarrow{HCl} HO—\text{◯}—\underset{\underset{CH_3}{|}}{\overset{\overset{CH_3}{|}}{C}}—\text{◯}—OH + H_2O$$

三、实验器材及试剂

1. **器材**　三口烧瓶，滴液漏斗，加热回流装置，电力搅拌器，减压过滤装置。
2. **试剂**　苯酚，丙酮，浓盐酸，浓硫酸，液状石蜡，50%乙醇溶液，硫化钠。

四、实验步骤

按图 6-39-1 安装仪器。在干燥的三口烧瓶中加入 10g 苯酚，10ml 液状石蜡，然后加入 2 滴浓硫酸和0.5g 硫化钠，通过滴液漏斗缓慢加入12ml 浓盐酸，加完后，由另一滴液漏斗缓慢加入 4ml 丙酮，控制水浴温度 30～40℃，匀速搅拌。反应 1.5～2h 后，液体会变得相当稠厚。将液体混合物以细流状倒入 50ml 冰水中，充分搅拌，静置，冷却结晶，抽滤，所得固体用大量冷水冲洗至中性，抽干，得粗产品。

将粗产品转入 50ml 烧杯中，加入 10ml 50%乙醇溶液，加热溶解，趁热过滤，滤液置于冷水中冷却重结晶，抽滤，分离产物。最后烘干，称重，计算产率。

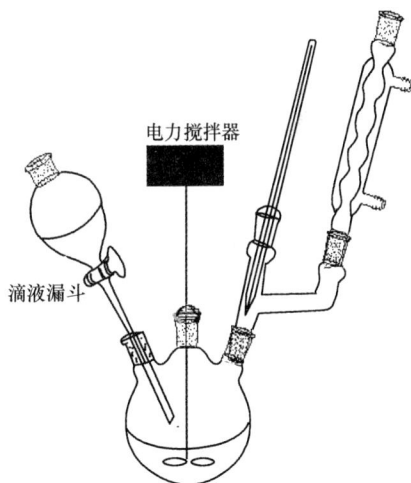

图 6-39-1　双酚 A 制备示意图

五、注　意　事　项

(1)使用苯酚时要小心操作，因为苯酚具有腐蚀性，加料完成后应立即洗手。

(2)水浴温度严格控制在 30～40℃，温度过低，反应速度太慢，温度过高，丙酮挥发。

(3)抽滤时应使用两张滤纸，否则强酸性条件滤纸易被抽穿。

六、思　考　题

(1)苯酚与丙酮在酸催化反应会生成几种异构体？

(2)除了本实验中所用到的方法，双酚 A 还有哪些制备方法？

实验四十　肉桂酸的制备

一、目 的 要 求

(1)掌握回流和水蒸气蒸馏的原理和方法。

(2)学习柏琴反应制备肉桂酸的基本原理和实验方法。

二、实 验 原 理

肉桂酸化学名称是 β-苯基丙烯酸，又称桂皮酸，是重要的有机合成工业中间体之一，广泛用于医药、香料、塑料和感光树脂等化工产品中。由于其具有很好的保香作用，通常作为配香原料，也被用作香料中的定香剂。

芳香醛和酸酐在碱性催化剂作用下，发生类似羟醛缩合的 Perkin 反应，生成不饱和芳香羧酸。催化剂通常是相应酸酐的羧酸钾或钠盐，有时也可以是碳酸钾或叔胺。碱的作用是促进酸酐烯醇化。

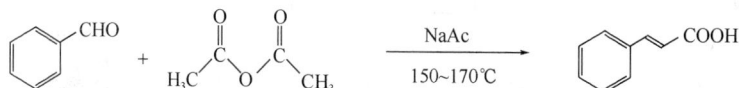

产物中有苯甲醛、肉桂酸等物质。为防止肉桂酸在长时间高温加热下脱羧产生不饱和烃等副产物，实验常采用水蒸气蒸馏法除掉苯甲醛。

水蒸气蒸馏是将被提纯物质与水一起蒸馏，由于混合液体的沸点低于任一组分的沸点，因而水蒸气蒸馏会使高沸点物质在低于 100℃ 的温度下，随着水蒸气一起蒸馏出来。水蒸气蒸馏装置如图 6-40-2 所示。实验时，首先加热水蒸气发生器，使蒸汽由导管进入蒸馏装置，为避免蒸汽部分冷凝增加水的体积，蒸馏装置需要同时加热。水蒸气蒸馏常用于在常压蒸馏条件下易被破坏的高沸点有机物，或含有大量树脂状及不挥发性杂质的混合物分离，也常用于从较多固体中分离被吸附的液体。适用于水蒸气蒸馏的物质必须不溶或难溶于水，共沸时与水不发生化学反应，在 100℃ 左右时有一定的蒸气压(0.7～1.3kPa)。

三、实验器材及试剂

1. 器材　蒸馏瓶，温度计，冷凝管，水蒸气蒸馏装置，吸滤瓶，布氏漏斗，接引管。

2. 试剂　苯甲醛，乙酸酐，乙酸钠，$2mol \cdot L^{-1}$ 氢氧化钠，浓盐酸，沸石，滤纸，pH 试纸，水-乙醇(3∶1)。

四、实 验 步 骤

按图 6-40-1 所示，安装好仪器。

在 50ml 蒸馏瓶中分别加入 3.0ml 新蒸馏过的苯甲醛、5.5ml 新蒸馏过的乙酸酐、4.1g 研细的无水乙酸钠，振荡使之混合均匀。用电热套加热，反应始终保持在 150～170℃。回流 1h，停止加热。待反应物稍冷后，往瓶内加入 20ml 热水浸泡几分钟，并把固体用玻璃棒小心捣碎。再进行水蒸气蒸馏，如图 6-40-2 所示，直至无油状物质蒸出为止。然后将蒸馏烧瓶冷却至室温，加入 10ml 2mol·L^{-1} NaOH 溶液，使肉桂酸转变为钠盐。如果钠盐不能完全溶解，可加适量水。减压抽滤，滤液转入烧杯中，加入浓 HCl 酸化至滤液 pH=2～3。然后用冰水冷却使结晶充分析出，抽滤，并用少量冷水洗涤晶体。干燥得粗产品，称量。若产品不纯，可再用水-乙醇(3：1)进行重结晶纯化，称重，计算产率。

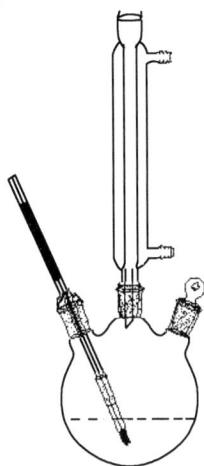

图 6-40-1　肉桂酸合成装置　　　　图 6-40-2　水蒸气蒸馏装置

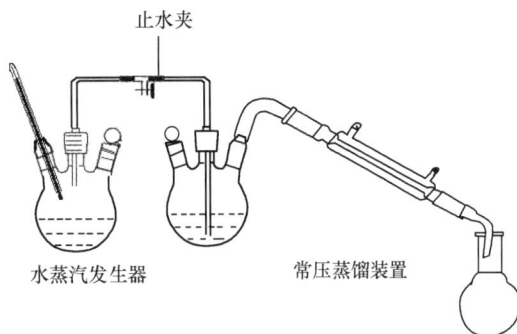

五、注意事项

(1) 苯甲醛及乙酸酐在实验前必须进行重新蒸馏，苯甲醛收集 170～180℃的馏分，乙酸酐收集 137～140℃馏分。

(2) 回流时加热温度不能过高，否则会把乙酸酐蒸出。为了节省时间，可以在回流结束之前 30min 开始加热水蒸气发生器使水沸腾。

(3) 蒸馏瓶内混合物的体积应不超过瓶容积的 1/3，导入蒸汽的玻璃管下端应伸到接近瓶底。应尽量缩短蒸汽发生器与常压蒸馏之间的距离，以减少水汽的冷凝。

六、思考题

(1) 水蒸气蒸馏的优点是什么？水蒸气蒸馏适用于哪些物质的分离？

(2) 具有什么结构的醛能进行 Perkin 反应？

实验四十一　甲基橙的制备

一、目的要求

(1) 了解重氮盐制备技术。

(2) 掌握甲基橙制备的原理及方法。

(3) 进一步练习过滤、洗涤、重结晶等基本操作。

二、实 验 原 理

甲基橙是一种酸碱指示剂，它是由对氨基苯磺酸重氮盐与 N，N-二甲基苯胺的乙酸盐，在弱酸性介质中偶联得到的。偶联反应首先得到的是红色的酸式甲基橙，称为酸性黄，在碱中酸性黄转变为橙色的钠盐，即甲基橙。

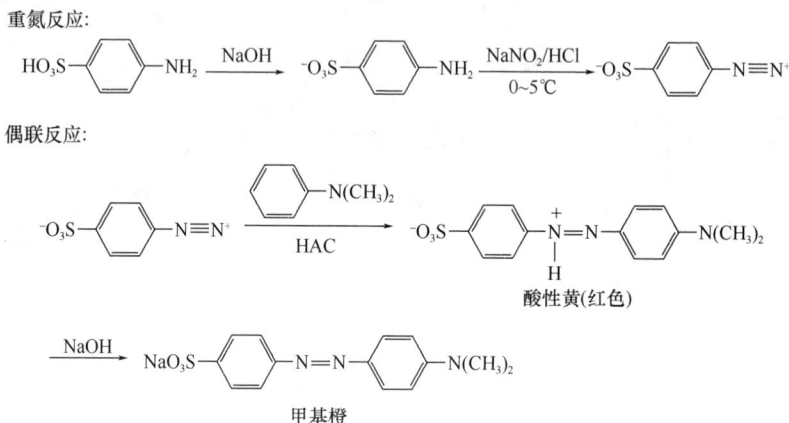

重氮反应：

偶联反应：

三、实验器材及试剂

1. 器材 烧杯，温度计，表面皿，布氏漏斗，吸滤瓶，滤纸。

2. 试剂 对氨基苯磺酸，$1mol \cdot L^{-1}$ NaOH，$2mol \cdot L^{-1}$ NaOH，$4mol \cdot L^{-1}$ HCl，$NaNO_2(s)$，浓盐酸，冰乙酸，N，N-二甲基苯胺，乙醇，乙醚，饱和氯化钠溶液，淀粉-碘化钾试纸。

四、实 验 步 骤

(1) 重氮盐的制备：在 50ml 烧杯中加入 1g 对氨基苯磺酸结晶和 5ml $2mol \cdot L^{-1}$ NaOH，温热溶解，用冰盐浴冷却至 0℃以下，加入 0.4g 亚硝酸钠，维持温度 0~5℃，搅拌下用滴管慢慢滴入 $4mol \cdot L^{-1}$ HCl，直至用淀粉-碘化钾试纸检测呈蓝色为止，继续在冰盐浴中放置 15min，使反应完全。

(2) 偶联反应：试管中加入 0.7ml N，N-二甲基苯胺和 0.5ml 冰乙酸，混匀，搅拌下缓慢加入到上述冷却的重氮盐溶液中，加完后继续搅拌 10min，再缓缓加入约 8ml $2mol \cdot L^{-1}$ NaOH 溶液，直至反应物变为橙色，此时有甲基橙粗品呈细粒状沉淀析出。

将反应物加热至沸，使甲基橙溶解，稍冷后，放入冰盐浴中冷却，使甲基橙晶体完全析出，抽滤，用饱和氯化钠溶液洗涤烧杯两次，每次 10ml，洗涤液转入布氏漏斗，抽干，得粗产品。

(3) 精制：粗产品移入烧杯中，加适量蒸馏水，加热至 90~95℃使甲基橙刚好完全溶解，冷却，待结晶析出完全，抽滤，依次用少量水、乙醇和乙醚洗涤，抽干，干燥，称重，计算产率。

(4)将少许甲基橙溶于水中，加几滴稀盐酸，然后再用稀碱中和，观察颜色变化。

五、注 意 事 项

(1)对氨基苯磺酸为两性化合物，酸性强于碱性，它能与碱作用成盐而不能与酸作用成盐。

(2)重氮化过程中，应严格控制温度，反应温度若高于5℃，生成的重氮盐易水解为酚，降低产率。

(3)若试纸不显色，需补充亚硝酸钠溶液。

(4)重结晶操作要迅速，否则由于产物呈碱性，在温度高时易变质，颜色变深。

六、思 考 题

(1)在重氮盐制备前为什么还要加入氢氧化钠？能否直接将对氨基苯磺酸与盐酸混合后，再加入亚硝酸钠溶液进行重氮化操作？为什么？

(2)制备重氮盐为什么要维持0～5℃的低温，温度高有何不良影响？

(3)重氮化为什么要在强酸条件下进行？偶联反应为什么要在弱酸条件下进行？

实验四十二　肥皂的制备

一、目 的 要 求

(1)了解肥皂的制备原理和方法。
(2)巩固油脂的皂化反应，了解盐析的原理和方法。

二、实 验 原 理

肥皂的主要成分是高级脂肪酸的钠盐或钾盐，高级脂肪酸盐是一种表面活性剂，其中的烃基是非极性的憎水基团，而羧酸根是极性的亲水基团：

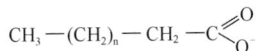

$$CH_3-(CH_2)_n-CH_2-C\overset{O}{\underset{O^-}{\lessgtr}}$$

在溶液中，高级脂肪酸盐的亲水基受到极性水分子的吸引趋于钻入水中，而疏水基则倾向于远离水相进入极性较小的其他相中，从而在两相界面上产生定向排列。如遇到油污，其憎水基就进入油中，而亲水基伸入油滴外面的水中，由于表面张力的降低，使油滴较易被润湿分散，便于油滴与其附着物分开，从而达到清洁的目的。制造肥皂的基本反应为：

$$
\begin{array}{ccc}
CH_2OOCR' & & CH_2OH & R'COONa \\
| & & | & \\
CHOOCR'' & + NaOH \xrightarrow[\Delta]{H_2O} & CHOH & + R''COONa \\
| & & | & \\
CH_2OOCR''' & & CH_2OH & R'''COONa
\end{array}
$$

甘油　　高级脂肪酸钠

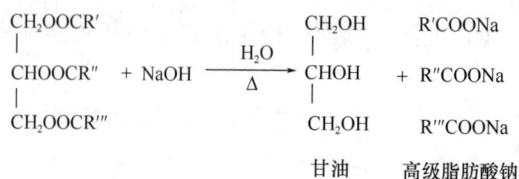

　　油脂在碱性溶液中的水解反应又称为皂化反应。高级脂肪酸盐的 R-可能不同，但都可以作肥皂使用。常见的 R-有：8-十七碳烯基(—$C_{17}H_{33}$)、正十五烷基(—$C_{15}H_{31}$)、正十七烷基(—$C_{17}H_{35}$)等。将 NaCl 加入到反应混合物中，通过盐析作用可以把高级脂肪酸盐分离出来。所谓盐析作用就是无机盐使高分子有机物从溶液中凝聚析出的现象。当高浓度电解质加入到高分子溶液中时，大量无机离子的水化作用，减少了溶液中自由水分子的数量，致使原来高度水化的高分子化合物溶解度减小而聚沉。

三、实验器材及试剂

1. 器材　电磁搅拌器，恒温水浴锅，烧杯，量筒，蒸发皿，滴管，玻璃棒，纱布。

2. 试剂　植物油(或动物油)，乙醇，$2mol \cdot L^{-1}$ NaOH，NaCl 饱和溶液。

四、实 验 步 骤

　　(1)皂化：量取 30ml 植物油、30ml 乙醇①、20ml $2mol \cdot L^{-1}$ NaOH 溶液倒入烧杯中，放入搅拌磁子，在磁力搅拌器中恒温 55℃加热到混合物变稠为止。

　　(2)盐析：将经过皂化反应形成的稠状物充分冷却，磁力搅拌下加入 25ml 饱和 NaCl 溶液，停止搅拌，静置 5min，可以看到溶液上下分为两层，浮在液体上层的糊状物质即为所制得的肥皂，下层为黄色或黄褐色的溶液层。用纱布将盐析后的上层物质过滤，并将纱布上的固体混合物挤干，压制成条形，晾干即得肥皂。

五、注 意 事 项

　　(1)皂化温度不能太低，否则反应不彻底。

　　(2)盐析温度高，有可能产生乳化现象，造成分离困难。

六、思 考 题

　　(1)实验过程中，加入乙醇的目的是什么？

　　(2)在实验过程中加入饱和 NaCl 溶液的作用是什么？

　　(3)简述盐析以及肥皂的去污原理。

---

　　①油脂不易溶于碱水，加入乙醇是为增大油脂在碱液中的溶解度，乙醇的高挥发性将水分快速带出，从而加快皂化反应。

第七部分　设计性实验

研究设计性实验是指学生在教师的指导下，根据给定的实验条件，自行查阅相关资料，设计实验方案，完成实验目标的实验方法。设计方案涉及方法的确定、器材的选择、试剂用量的计算、实验步骤的安排、数据处理、误差分析与结果评价、实验报告等过程。设计实验的原则是：①科学性：实验方案所依据的原理要正确，符合化学反应的基本规律。②安全性：实验方案的实施要安全可靠，不会对人身、器材及环境造成危害；③准确性：实验的误差应在允许的范围内。若有多种可能的实验方案，应尽可能选择准确性较高的方案；④简便性：实验步骤要简洁，所用仪器及试剂用量要少；⑤可行性：根据设计方案，在规定的时间内能够得到合理的实验结果。设计实验一般需要3~4周时间，教师应提前3周告知学生设计实验的要求及实验室提供的实验器材，学生提前1周提交初步方案，经教师审阅后修改完善。设计性实验的目的旨在激发学生的创新意识，培养学生综合运用所学知识解决实际问题的能力，为今后独立进行科学研究打下良好的基础。设计性实验过程包括以下几个方面：

(1)通过文献调研或初步实验估计试样的大体组成及相对含量。

(2)查询被测物质及其共存物质的物理化学性质。根据被测组分的性质选择合适的分析方法。例如，酸性或碱性物质可选择酸碱滴定法测定，氧化还原性物质可用氧化还原滴定法测定等。方法的选择要兼顾共存物质的干扰。

(3)确定测定原理，包括反应方程式、标准溶液、指示剂、计算公式等。

(4)写出具体的实验步骤，包括溶液的配制、标定，样品含量的测定等。实验中需详细列出所需试剂的浓度和用量、仪器名称及规格、终点颜色变化等。

(5)根据设计进行实验，记录实验数据，分析实验结果，按要求提交实验报告。

实验四十三　食醋中总酸度的测定

一、实验要求

食醋主要是以粮食为原料经菌种发酵而成，食醋的主要成分是乙酸，其次还含有乳酸、甲酸、柠檬酸、苹果酸、丙酮酸和琥珀酸等。另外，食醋中还含有少量蛋白质、氨基酸、糖类、维生素等。请设计实验，测定食醋中酸的总浓度。

二、实验器材及试剂

1. 器材　台秤，电子天平，烧杯，量筒，移液管，吸量管，容量瓶，洗瓶，碘量瓶，锥形瓶，酸式滴定管，碱式滴定管，酸度计，电磁搅拌器。

2. 试剂　食醋，浓盐酸，浓氨水，邻苯二甲酸氢钾(s)，NaOH(s)，$Na_2C_2O_4$(s)，酚酞指示剂，甲基橙指示剂，甲基红指示剂。

三、设 计 提 示

(1) 食醋为质子酸，可用酸碱滴定的方法进行测定。

(2) 若试样颜色较深，可用活性炭脱色。

(3) 可用酸碱指示剂确定滴定终点，也可选择酸度计指示滴定终点。

实验四十四　混合碱的测定

一、实 验 要 求

混合碱中可能含有氢氧化钠、碳酸钠、碳酸氢钠中的一种或两种。请设计实验，确定试样组成，并测定试样中各组分的含量。

二、实验器材及试剂

1. 器材　烧杯，吸量管，移液管，量筒，碱式滴定管，酸式滴定管，锥形瓶，洗瓶，容量瓶，玻璃棒，电子天平，酸度计，电磁搅拌器。

2. 试剂　固体混合碱试样，$0.1mol \cdot L^{-1}$ HCl，$0.1mol \cdot L^{-1}$ HAc，$0.1mol \cdot L^{-1}$ NaOH，$0.1mol \cdot L^{-1}$ CaCl$_2$，$0.1mol \cdot L^{-1}$ NH$_3 \cdot$ H$_2$O，Zn 粒 (基准物质)，无水 Na$_2$CO$_3$ (基准物质)，硼砂 (基准物质)，甲基红指示剂，酚酞指示剂，甲基橙指示剂。

三、设 计 提 示

(1) 碳酸钠和碳酸氢钠均为质子碱，可用酸碱滴定法进行测定。

(2) 混合碱的测定常采用双指示剂法，也可用酸度计指示滴定终点。

实验四十五　食盐中碘的测定

一、实 验 要 求

碘是合成甲状腺素不可缺少的重要原料。碘缺乏会导致智力和体格发育障碍，碘过量又可能引发甲状腺功能减退。为维护人类健康，国家规定食用盐中必须加碘，且严格控制碘的加入量。GB 5461□2000 规定合格碘盐碘含量为 $20 \sim 50$ mg $\cdot$ kg^{-1}。为防止过高或过低摄入碘，对食盐中的碘含量进行监测具有十分重要的意义。请设计实验，测定食盐中碘的含量。

二、实验器材及试剂

1. 器材　分光光度计，酸度计，电子天平，容量瓶，移液管，吸量管，滴定管，碘量瓶，锥形瓶。

2. 试剂 加碘食盐，$0.1xxxmol \cdot L^{-1}$ $Na_2S_2O_3$ 标准溶液，$0.1xxxmol \cdot L^{-1}$ KI 标准溶液 CCl_4，$0.1mol \cdot L^{-1}$ HCl，$0.1mol \cdot L^{-1}$ H_2SO_4，$0.1mol \cdot L^{-1}$ NaOH，1%淀粉溶液，$K_2Cr_2O_7(s)$，KI(s)，$KIO_3(s)$，其他需要而未列出的药品请提前说明。

三、设 计 提 示

(1) 食盐中加碘有两种方法，一是加入 KI，二是加入 KIO_3，请先设计实验，定性检测食盐中碘的存在形式。

(2) 食盐中碘含量的测定方法很多。例如，I^-为中等强度的还原剂，IO_3^-为中等强度的氧化剂，两者均可以用氧化还原滴定法进行测定。也可以将其转化为 I_2，利用 I_2 自身的颜色或 I_2-淀粉的颜色，通过分光光度法进行测定。

实验四十六　肉制品中亚硝酸盐的含量测定

一、实 验 要 求

亚硝酸盐是一类无机化合物的总称，主要是指亚硝酸钠。亚硝酸钠的外观及滋味与食盐相似，为白色晶体，易溶于水，广泛应用于有机合成、染料生产和金属加工等工业，亦用作食品的发色剂和防腐剂。在肉制品中，添加亚硝酸盐可以抑制肉毒芽孢杆菌的繁殖，使肉制品呈现鲜亮的红色，并能显著地延长保质期。但当机体吸收过量亚硝酸钠以后，由于亚硝酸钠具有较强的氧化能力，能够将血红蛋白的 Fe^{2+}氧化成 Fe^{3+}，使血红蛋白失去携氧能力，造成机体组织缺氧，引发呼吸困难、皮肤发绀、血压下降等症状，严重时会因呼吸衰竭而死亡。亚硝酸钠对人的中毒剂量为 0.3～0.5g，致死量为 2～3g。我国食品添加剂使用卫生标准规定，在肉制品中亚硝酸盐的使用量不得超过 $0.15g \cdot kg^{-1}$，最终残留量不得超过 $50mg \cdot kg^{-1}$。设计实验，测定肉制品中亚硝酸盐的含量。

二、实验器材及试剂

1. 器材 研钵，分光光度计，分析天平，吸量管，容量瓶，水浴锅，漏斗，铁架台，滤纸，温度计，烧杯，量筒。

2. 试剂 碎火腿肠，亚铁氰化钾溶液，饱和硼砂溶液，盐酸萘乙二胺溶液，乙酸锌，对氨基苯磺酸，亚硝酸钠，如需其他仪器及试剂请提前说明。

三、设 计 提 示

(1) 测定肉制品中亚硝酸盐的含量时，需先将肉制品中的蛋白质、脂肪等除去。

(2) 在弱酸性条件下亚硝酸盐与对氨基苯磺酸发生重氮化反应，生成的重氮化合物再与盐酸萘乙二胺偶联成紫红色的偶氮化合物,该化合物的稳定性较高,在 538nm 处有最大吸收。

实验四十七 新鲜蔬菜中胡萝卜素的提取分离及鉴定

一、实验要求

胡萝卜素包括 α, β, γ 胡萝卜素三种异构体,广泛存在于有色的蔬菜和水果中,其中以 β-胡萝卜素含量最多,一般所说的胡萝卜素多指 β-胡萝卜素。胡萝卜素属四萜类化合物,分子中存在高度共轭的多烯结构,具有良好的抗氧化和解毒性能。尤其是 β-胡萝卜素,是合成维生素 A 的前体,是维护人体健康不可缺少的营养元素。请设计实验,从新鲜蔬菜中提取 β-胡萝卜素,并进行纯化和鉴定。

二、实验器材及试剂

1. 器材 色谱柱(20mm×700mm),薄层板,旋转蒸发仪,减压抽滤装置,分光光度计,毛细管,展开缸,铁架台,锥形瓶,烧杯,分液漏斗,量筒,玻璃棒,研钵,滴管,剪刀,脱脂棉,铅笔。

2. 试剂 石油醚,乙醇,丙酮,乙酸乙酯,无水硫酸钠,固体硫酸镁,pH 试纸,β-胡萝卜素标准品,新鲜蔬菜,色谱用硅胶,色谱用氧化铝,硅胶板,石英砂。

三、设计提示

(1)β-胡萝卜素易溶于有机溶剂而难溶于水,可用有机溶剂从植物中提取,得到胡萝卜素的提取液后,再用柱色谱、薄层色谱进行分离和鉴定。

(2)胡萝卜素因有含有许多双键,易被氧化变色,分离后需立即鉴定。

(3)β-胡萝卜素的定性定量分析也可用分光光度法进行。

实验四十八 黄连中盐酸小檗碱的提取分离与鉴定

一、实验要求

黄连具有清热燥湿、清心除烦、泻火解毒的功效。黄连的有效成分主要是生物碱,包括小檗碱、巴马丁、黄连碱,甲基黄连碱、药根碱、表木兰碱等。其中以小檗碱含量最高,含量约为 10%,且以盐酸盐的状态存在于黄连中。请设计实验,从黄连中提取盐酸小檗碱,并进行分离鉴定。

二、实验器材及试剂

1. 器材 电子天平,烧杯,锥形瓶,量筒,滴定管,漏斗,减压抽滤装置,硅胶薄层板，展开缸，滤纸。

2. 试剂 黄连药材，浓盐酸，浓硫酸，氧化钙，氯化钠，无水乙醇，氢氧化钠，丙酮，氯仿，甲醇，95%乙醇溶液，氨水，pH 试纸。

三、设 计 提 示

(1) 小檗碱为黄色针状结晶，熔点 145℃，溶于冷水(1∶20)，微溶于冷乙醇(1∶100)，易溶于热水和热乙醇，微溶或不溶于苯、氯仿和丙酮。其硝酸盐和氢碘酸盐极难溶于水；盐酸盐微溶于冷水，较易溶于沸水；其硫酸盐和枸橼酸盐在水中溶解度较大。可根据小檗碱的硫酸盐水溶性较大，盐酸盐水溶性较差的性质，结合盐析法进行纯化。利用生物碱的特征显色反应进行产品的鉴别。

(2) 提取黄连的硫酸水溶液浓度不要太高。如果硫酸浓度过高，小檗碱会转变成溶解度较小的重硫酸小檗碱。

(3) 在纯化过程中，盐酸小檗碱冷却时易析出，故应趁热抽滤或保温过滤。

实验四十九 未知无机化合物的鉴定

一、实 验 要 求

(1) 鉴别两种黑色的氧化物：氧化铜、二氧化锰。

(2) 未知阳离子混合液含有 Fe^{3+}、Co^{2+}、Ni^{2+}、Mn^{2+}、Al^{3+}、Cr^{3+}、Zn^{2+} 中的大部分或全部，设计实验方案确定未知液中含有哪几种离子。

(3) 未知阴离子混合液含有 Cl^-、Br^-、I^-、$S_2O_3^{2-}$ 中的部分或全部，设计实验方案确定未知液中含有哪几种离子。

(4) 盛有 $AgNO_3$、$NaNO_3$、$Cd(NO_3)_2$、$Zn(NO_3)_2$ 和 $Al(NO_3)_3$ 溶液的试剂瓶标签被腐蚀，试加以鉴别。

(5) 盛有 $NaNO_3$、Na_2S、Na_3PO_4、$NaCl$、Na_2CO_3、$NaHCO_3$、Na_2SO_4、$NaBr$ 和 Na_2SO_3 的试剂瓶标签脱落，试加以鉴别。

二、实验器材及试剂

1. 器材 酒精灯，试管，试管架，点滴板，离心机，水浴锅，小量筒，滴管，玻棒。

2. 试剂 $0.1mol \cdot L^{-1} NaOH$，$0.1mol \cdot L^{-1} HNO_3$，$0.1mol \cdot L^{-1} NH_4Ac$，$2mol \cdot L^{-1} HCl$，$3\% H_2O_2$，$2mol \cdot L^{-1} NH_3 \cdot H_2O$，$6mol \cdot L^{-1} NH_3 \cdot H_2O$，$2mol \cdot L^{-1} HAc$，$0.2mol \cdot L^{-1} Na_2S$，$1mol \cdot L^{-1} KSCN$，$0.5mol \cdot L^{-1} Pb(Ac)_2$，$0.1mol \cdot L^{-1} K_4[Fe(CN)_6]$，$0.1mol \cdot L^{-1} KI$，$0.1mol \cdot L^{-1} Na_2S_2O_3$，$0.1mol \cdot L^{-1} KBr$，$6mol \cdot L^{-1} HNO_3$，$0.5mol \cdot L^{-1} NaCl$，$0.1mol \cdot L^{-1} AgNO_3$，$0.1mol \cdot L^{-1} H_2SO_4$，饱和 NH_4SCN，$NH_4Cl(AR)$，$NH_4F(AR)$，$NaBiO_3(AR)$，CCl_4，丙酮，硫代乙酰胺(AR)，$(NH_4)_2Hg(SCN)_4(AR)$，丁二酮肟，亚硝基 R 盐，铝试剂，锌粉，Cl_2

水，I_2 水，pH 试纸，如需其他仪器和试剂请提前说明。

三、设 计 提 示

（1）当一个试样需要鉴定或者一组未知物需要鉴别时，首先应该通过样品的状态、颜色、气味等外部特征，预测可能的物种范围，然后进行溶解性、酸碱性试验，最后根据物质的特征反应进行确定。

1）溶解性：先试验是否溶于水，再依次用盐酸、硝酸等试验。

2）酸碱性：酸或碱可直接通过 pH 试纸或酸碱指示剂来判断。根据试液的酸碱性可排除某些离子存在的可能性。

3）鉴定或鉴别反应：经过以上初步试验，再进行相应的化学反应，通过生成沉淀、放出气体、颜色改变等现象加以鉴别，就能给出更准确的判断结果。

（2）分离鉴定可参照以下流程进行：

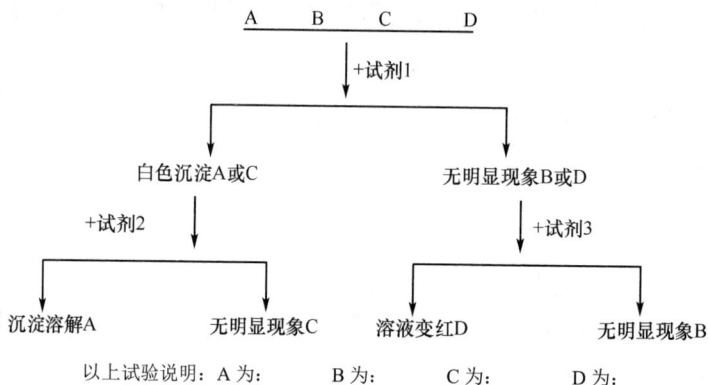

```
              A      B      C      D
              ─────────────────────────
                      │+试剂1
                      ▼
          ┌───────────────────┴───────────────────┐
          ▼                                        ▼
    白色沉淀A或C                              无明显现象B或D
     │+试剂2                                    │+试剂3
  ┌──┴──────┐                          ┌────────┴────────┐
  ▼         ▼                          ▼                 ▼
沉淀溶解A  无明显现象C                 溶液变红D          无明显现象B
```

以上试验说明：A 为：　　　B 为：　　　C 为：　　　D 为：

实验五十　未知有机化合物的鉴定

一、实 验 要 求

（1）鉴别淀粉、水杨酸、尿素、苯酚、苯甲酸。

（2）鉴别乙醇、乙醛、丙酮、酒石酸、甲酸。

（3）鉴别丁醛、三氯甲烷、异丁醇、水。

（4）鉴别乙酰乙酸乙酯、乙酸乙酯、苯、苯乙酮。

（5）鉴别萘、苦味酸、草酸。

二、实验器材及试剂

1. 器材　阿贝折射仪，微量法测沸点装置，熔点测定装置。

2. 试剂　3mol·L^{-1} H_2SO_4，2mol·L^{-1} HCl，2mol·L^{-1} 氨水，0.1mol·L^{-1} $KMnO_4$，0.5mol·L^{-1} KOH，0.5mol·L^{-1} $CuSO_4$，0.5mol·L^{-1} NaOH，0.1mol·L^{-1} $AgNO_3$，0.1mol·L^{-1}

$FeCl_3$，饱和 $NaHCO_3$ 溶液，浓硝酸，冰乙酸，亚硝酰铁氰化钠，溴水，饱和石灰水，2，4-二硝基苯肼，饱和草酸溶液，品红亚硫酸饱和溶液，碘水，红色石蕊试纸，pH 试纸，卢卡斯试剂。

三、设 计 提 示

(1)可以根据化合物的折射率、熔点和沸点等物理常数选择适当的仪器进行鉴定，也可以根据各物质的特征化学反应进行鉴定。

(2)固体样品可先取少量做溶解性试验，然后再进行其他性质实验；液体样品可直接用滴管吸取进行试验，一般不需要稀释。

(3)需要大量样品进行的实验如脱羧反应，应在其他实验完成后进行，以免浪费试剂。

参 考 文 献

曹观坤. 2008. 药物化学实验技术. 北京：化学工业出版社.

陈锋，王宏光. 2013. 有机化学实验. 北京：冶金工业出版社.

崔黎丽. 2011. 物理化学实验指导. 北京：人民卫生出版社.

范国荣. 2011. 药物分析实验指导. 北京：人民卫生出版社.

高占先. 2004. 有机化学实验. 北京：高等教育出版社.

侯华新. 2013. 分析化学实验. 北京：人民卫生出版社.

孔祥文. 2011. 有机化学实验. 北京：化学工业出版社.

李发美. 2007. 分析化学实验指导，第 2 版. 北京：人民卫生出版社.

李玲，黄莺. 2014. 医用化学实验. 北京：化学工业出版社.

林宝凤. 2003. 基础化学实验技术绿色化教程. 北京：科学出版社.

刘幸，吴巧凤. 2012. 无机化学实验. 北京：人民卫生出版社.

唐玉海. 2010. 有机化学实验. 北京：高等教育出版社.

王俊儒，马柏林，李炳奇. 2007. 有机化学实验. 北京：高等教育出版社.

王学东. 2010. 医用化学实验. 济南：山东人民出版社.

吴立军. 2011. 天然药物化学实验指导. 北京：人民卫生出版社.

吴玉兰，陈正平. 2011. 有机化学实验. 武汉：华中科技大学出版社

谢阳. 2008. 有机化学实验. 北京：科学出版社.

徐春祥. 2011. 基础化学实验指导. 北京：人民卫生出版社.

姚映钦. 2011. 有机化学实验，第 3 版. 武汉：武汉理工大学出版社.

尹华，刘灿. 2008. 药物分析实验. 北京：中国医药科技出版社.

张永红. 2013. 天然药物化学实验指导. 厦门：厦门大学出版社.

赵怀清. 2011. 分析化学实验指导. 北京：人民卫生出版社.

周志高，蒋鹏举. 2005. 有机化学实验. 北京：化学工业出版社.

附　　录

附表 1　不同温度下水的饱和蒸气压

温度/℃	p/mmHg	p/kPa	温度/℃	p/mmHg	p/kPa
0	4.579	0.6105	21	18.650	2.4865
1	4.926	0.6567	22	19.827	2.6434
2	5.294	0.7058	23	21.068	2.8088
3	5.685	0.7579	24	22.377	2.9833
4	6.101	0.8134	25	23.756	3.1672
5	6.543	0.8723	26	25.209	3.3609
6	7.013	0.9350	27	26.738	3.5649
7	7.513	1.0016	28	28.349	3.7795
8	8.045	1.0726	29	30.043	4.0052
9	8.609	1.1478	30	31.824	4.2428
10	9.209	1.2278	31	33.695	4.4923
11	9.844	1.3124	32	35.663	4.7547
12	10.518	1.4023	33	37.729	5.0301
13	11.231	1.4973	34	39.898	5.3193
14	11.987	1.5981	35	42.175	5.6229
15	12.788	1.7049	40	55.324	7.3759
16	13.634	1.8177	45	71.88	9.5832
17	14.530	1.9372	50	92.51	12.334
18	15.477	2.0634	60	149.38	19.916
19	16.477	2.1967	80	355.1	47.343
20	17.535	2.3378	100	760	101.325

附表 2　常用缓冲溶液的配制
碳酸氢钠缓冲溶液的配制

组成	50ml 0.05mol · L^{-1} NaHCO$_3$ + xml 0.1mol · L^{-1} NaOH，稀释至 100ml							
x/ml	5.0	6.2	10.7	13.8	16.5	19.1	21.2	22.7
pH	9.60	9.80	10.00	10.20	10.40	10.60	10.80	11.00

磷酸盐缓冲溶液的配制
(50ml0.1mol · L^{-1} KH$_2$PO$_4$ + xml0.1mol · L^{-1} NaOH，稀释至 100ml)

pH	x	β	pH	x	β
5.80	3.6	—	6.30	9.7	0.017
5.90	4.6	0.010	6.40	11.6	0.021
6.00	5.6	0.011	6.50	13.9	0.024
6.10	6.8	0.012	6.60	16.4	0.027
6.20	8.1	0.015	6.70	19.3	0.030

续表

pH	x	β	pH	x	β
6.80	22.4	0.033	7.50	41.10	0.018
6.90	25.9	0.033	7.60	42.80	0.015
7.00	29.1	0.031	7.70	44.20	0.012
7.10	32.1	0.028	7.80	45.30	0.010
7.20	34.7	0.025	7.90	46.10	0.007
7.30	37.0	0.022	8.00	46.70	—
7.40	39.10	0.020			

附表 3　弱酸弱碱解离平衡常数

化合物	化学式	温度/℃	分步	K_a(或 K_b)	pK_a(或 pK_b)
砷酸	H_3AsO_4	25	1	5.5×10^{-3}	2.26
			2	1.7×10^{-7}	6.76
			3	5.1×10^{-12}	11.29
亚砷酸	H_2AsO_3	25	—	5.1×10^{-10}	9.29
硼酸	HBO_3	20	1	5.4×10^{-10}	9.27
碳酸	H_2CO_3	25	1	4.5×10^{-7}	6.35
			2	4.7×10^{-11}	10.33
铬酸	H_2CrO_4	25	1	1.8×10^{-1}	0.74
			2	3.2×10^{-7}	6.49
氢氟酸	HF	25	—	6.3×10^{-4}	3.20
氢氰酸	HCN	25	—	6.2×10^{-10}	9.21
氢硫酸	H_2S	25	1	8.9×10^{-8}	7.05
			2	1.2×10^{-13}	12.90
过氧化氢	H_2O_2	25	—	2.4×10^{-12}	11.62
次溴酸	HBrO	25	—	2.0×10^{-9}	8.55
次氯酸	HClO	25	—	3.9×10^{-8}	7.40
次碘酸	HIO	25	—	3×10^{-11}	10.5
碘酸	HIO_3	25	—	1.6×10^{-1}	0.78
亚硝酸	HNO_2	25	—	5.6×10^{-4}	3.25
高碘酸	HIO_4	25	—	2.3×10^{-2}	1.64
磷酸	H_3PO_4	25	1	6.9×10^{-3}	2.16
		25	2	6.1×10^{-8}	7.21
		25	3	4.8×10^{-13}	12.32
正硅酸	H_4SiO_4	30	1	1.2×10^{-10}	9.9
			2	1.6×10^{-12}	11.8
			3	1×10^{-12}	12
			4	1×10^{-12}	12
硫酸	H_2SO_4	25	2	1.0×10^{-2}	1.99
亚硫酸	H_2SO_3	25	1	1.4×10^{-2}	1.85

续表

化合物	化学式	温度/℃	分步	K_a(或 K_b)	pK_a(或 pK_b)
			2	6×10^{-7}	7.2
氨水	NH_3	25	—	1.8×10^{-5}	4.75
氢氧化钙	$Ca(OH)_2$	25	2	4×10^{-2}	1.4
氢氧化铝	$Al(OH)_3$	25	—	1×10^{-9}	9.0
氢氧化银	$AgOH$	25	—	1.0×10^{-2}	2.00
氢氧化锌	$Zn(OH)_2$	25	—	7.9×10^{-7}	6.10
甲酸	$HCOOH$	25	1	1.8×10^{-4}	3.75
乙(醋)酸	CH_3COOH	25	1	1.75×10^{-5}	4.756
丙酸	C_2H_5COOH	25	1	1.3×10^{-5}	4.87
一氯乙酸	$CH_2ClCOOH$	25	1	1.4×10^{-3}	2.85
草酸	$C_2H_2O_4$	25	1	5.6×10^{-2}	1.25
			2	1.5×10^{-4}	3.81
柠檬酸	$C_6H_8O_7$	25	1	7.4×10^{-4}	3.13
			2	1.7×10^{-5}	4.76
			3	4.0×10^{-7}	6.40
巴比土酸	$C_4H_4N_2O_3$	25	1	9.8×10^{-5}	4.01
甲胺盐酸盐	$CH_3NH_2 \cdot HCl$	25	1	2.2×10^{-11}	10.66
二甲胺盐酸盐	$(CH_3)_2NH \cdot HCl$	25	1	1.9×10^{-11}	10.73
乳酸	$C_3H_6O_3$	25	1	1.4×10^{-4}	3.86
乙胺盐酸盐	$C_2H_5NH_2 \cdot HCl$	20	1	2.2×10^{-11}	10.66
苯甲酸	C_6H_5COOH	25	1	6.25×10^{-5}	4.204
苯酚	C_6H_5OH	25	1	1.0×10^{-10}	9.99
邻苯二甲酸	$C_8H_6O_4$	25	1	1.14×10^{-3}	2.943
			2	3.70×10^{-6}	5.432
Tris-HCl		37	1	1.4×10^{-8}	7.85
氨基乙酸盐酸盐	$H_2NCH_2COOH \cdot 2HCl$	25	1	4.5×10^{-3}	2.35
			2	1.6×10^{-10}	9.78

附表 4　难溶化合物的溶度积

化合物	K_{sp}	化合物	K_{sp}	化合物	K_{sp}
AgAc	1.94×10^{-3}	$Ag_2C_2O_4$	5.40×10^{-12}	$BaCO_3$	2.58×10^{-9}
AgBr	5.35×10^{-13}	Ag_2CrO_4	1.12×10^{-12}	$BaCrO_4$	1.17×10^{-10}
$AgBrO_3$	5.38×10^{-5}	Ag_2S	6.3×10^{-50}	BaF_2	1.84×10^{-7}
AgCN	5.97×10^{-17}	Ag_2SO_3	1.50×10^{-14}	$Ba(IO_3)_2$	4.01×10^{-9}
AgCl	1.77×10^{-10}	Ag_2SO_4	1.20×10^{-5}	$BaSO_4$	1.08×10^{-10}
AgI	8.52×10^{-17}	Ag_3AsO_4	1.03×10^{-22}	$BiAsO_4$	4.43×10^{-10}
$AgIO_3$	3.17×10^{-8}	Ag_3PO_4	8.89×10^{-17}	CaC_2O_4	2.32×10^{-9}
AgSCN	1.03×10^{-12}	$Al(OH)_3$	1.1×10^{-33}	$CaCO_3$	3.36×10^{-9}
Ag_2CO_3	8.46×10^{-12}	$AlPO_4$	9.84×10^{-21}	CaF_2	3.45×10^{-11}

续表

化合物	K_{sp}	化合物	K_{sp}	化合物	K_{sp}
$Ca(IO_3)_2$	6.47×10^{-6}	$Fe(OH)_3$	2.79×10^{-39}	$NiCO_3$	1.42×10^{-7}
$Ca(OH)_2$	5.02×10^{-6}	FeS	6.3×10^{-18}	$Ni(IO_3)_2$	4.71×10^{-5}
$CaSO_4$	4.93×10^{-5}	HgI_2	2.9×10^{-29}	$Ni(OH)_2$	5.48×10^{-16}
$Ca_3(PO_4)_2$	2.07×10^{-33}	HgS	4×10^{-53}	α-NiS	3.2×10^{-19}
$CdCO_3$	1.0×10^{-12}	Hg_2Br_2	6.40×10^{-23}	$Ni_3(PO_4)_2$	4.74×10^{-32}
CdF_2	6.44×10^{-3}	Hg_2CO_3	3.6×10^{-17}	$PbCO_3$	7.40×10^{-14}
$Cd(IO_3)_2$	2.5×10^{-8}	$Hg_2C_2O_4$	1.75×10^{-13}	$PbCl_2$	1.70×10^{-5}
$Cd(OH)_2$	7.2×10^{-15}	Hg_2Cl_2	1.43×10^{-18}	PbF_2	3.3×10^{-8}
CdS	8.0×10^{-27}	Hg_2F_2	3.10×10^{-6}	PbI_2	9.8×10^{-9}
$Cd_3(PO_4)_2$	2.53×10^{-33}	Hg_2I_2	5.2×10^{-29}	$PbSO_4$	2.53×10^{-8}
$Co_3(PO_4)_2$	2.05×10^{-35}	Hg_2SO_4	6.5×10^{-7}	PbS	8×10^{-28}
$CuBr$	6.27×10^{-9}	$KClO_4$	1.05×10^{-2}	$Pb(OH)_2$	1.43×10^{-20}
CuC_2O_4	4.43×10^{-10}	$K_2[PtCl_6]$	7.48×10^{-6}	$Sn(OH)_2$	5.45×10^{-27}
$CuCl$	1.72×10^{-7}	$LiCO_3$	8.15×10^{-4}	SnS	1.0×10^{-25}
CuI	1.27×10^{-12}	$MgCO_3$	6.82×10^{-6}	$SrCO_3$	5.60×10^{-10}
CuS	6.3×10^{-36}	MgF_2	5.16×10^{-11}	SrF_2	4.33×10^{-9}
$CuSCN$	1.77×10^{-13}	$Mg(OH)_2$	5.61×10^{-12}	$Sr(IO_3)_2$	1.14×10^{-7}
Cu_2S	2.5×10^{-48}	$Mg_3(PO_4)_2$	1.04×10^{-24}	$SrSO_4$	3.44×10^{-7}
$Cu_3(PO_4)_2$	1.40×10^{-37}	$MnCO_3$	2.24×10^{-11}	$ZnCO_3$	1.46×10^{-10}
$FeCO_3$	3.13×10^{-11}	$Mn(IO_3)_2$	4.37×10^{-7}	ZnF_2	3.04×10^{-2}
FeF_2	2.36×10^{-6}	$Mn(OH)_2$	2.06×10^{-13}	$Zn(OH)_2$	3×10^{-17}
$Fe(OH)_2$	4.87×10^{-17}	MnS	2.5×10^{-13}	α-ZnS	1.6×10^{-24}

附表 5 无限稀释时离子的摩尔电导率(25℃)

正离子	$10^4\Lambda\infty_{m,+}/S\cdot m^2\cdot mol^{-1}$	负离子	$10^4\Lambda\infty_{m,-}/S\cdot m^2\cdot mol^{-1}$
H^+	39.82	OH^-	198.00
Na^+	50.11	Cl^-	76.34
K^+	73.52	Br^-	78.40
NH_4^+	73.40	I^-	76.80
Ag^+	61.82	NO_3^-	71.44
$1/2Ca^{2+}$	59.50	Ac^-	40.90
$1/2Ba^{2+}$	63.64	ClO_4^-	68.00
$1/2Mg^{2+}$	53.06	$1/2SO_4^{2-}$	79.80
$1/2Pb^{2+}$	69.50		